青少年运动减肥及肥胖相关慢病防治实证研究

刘　敏　主　编

余安奇　副主编

U0343746

中国纺织出版社 有限公司

内 容 提 要

本书主要涉及超重及肥胖青少年运动减肥实效,详细阐述运动减肥的开展方法、效果评价方式等。系统观察分析以有氧运动为主的运动减肥对糖脂代谢紊乱、胰岛素抵抗、肥胖相关高血压等由肥胖引发的慢性疾病的影响。力图为运动减肥领域提供多维度的领域与视角透视。

本书是上海体育学院及巅峰减重运动减肥领域相关研究成果的集中展示,体现了运动减肥及慢病干预的多元化和未来发展的诸多可能。

图书在版编目(CIP)数据

青少年运动减肥及肥胖相关慢病防治实证研究 / 刘敏主编. —— 北京:中国纺织出版社有限公司,2022.4
ISBN 978-7-5180-9414-1

Ⅰ. ①青… Ⅱ. ①刘… Ⅲ. ①青少年-减肥-健身运动②青少年-慢性病-防治 Ⅳ. ①R161②R4

中国版本图书馆 CIP 数据核字(2022)第 043441 号

责任编辑:郝珊珊 责任校对:楼旭红 责任印刷:储志伟

中国纺织出版社有限公司出版发行
地址:北京市朝阳区百子湾东里 A407 号楼 邮政编码:100124
销售电话:010-67004422 传真:010-87155801
http://www.c-textilep.com
中国纺织出版社天猫旗舰店
官方微博 http://weibo.com/2119887771
三河市宏盛印务有限公司印刷 各地新华书店经销
2022 年 4 月第 1 版第 1 次印刷
开本:787×1092 1/16 印张:9.5
字数:137 千字 定价:88.00 元

前　言

肥胖问题目前已成为世界性难题。与此同时,肥胖人群的年龄也日趋低龄化,儿童、青少年肥胖人口近30年来飞速增长,儿童、青少年肥胖已成为很多国家不容忽视的公共卫生问题。以我国为例,儿童、青少年肥胖防控工作已引起有关部门的高度重视,在近年来出台的《中国居民营养与慢性病状况报告(2020年)》《"健康中国2030"规划纲要》《儿童青少年肥胖防控实施方案》等文件中均对该问题表达了高度关切。

肥胖不仅会影响孩子的体型和形象,也是许多慢性疾病的"幕后真凶"。在众多减肥方法中,生活习惯的改变(如运动结合饮食控制)被认为是最安全的。尤其是有氧运动因其安全、有效、易开展的特点而受到肥胖人群的认可。有氧运动作为一种应激源,机体会产生复杂的全身性应激反应。它通过一系列复杂的过程影响人体的组成结构和代谢。适宜运动可以减少脂肪堆积,达到降低肥胖度的目的。同时,运动可以增强体质、促进健康、降低与肥胖症密切有关的慢性疾病发病率,具有其他减肥方法不可能达到的健康促进作用。

笔者所在团队在国内较早开展运动减肥实践并成功进行商业运营。经过在运动减肥领域近20年深耕,团队已成为运动减肥国家标准制定单位,同时还是国家体育总局认定的"国家体育产业示范单位",在行业内具有引领示范作用。本书是本人及巅峰减重在运动减肥领域相关研究成果的集中展示,体现了运动减肥及相关慢性病干预的多元化和未来发展的诸多可能。

本书结合超重及肥胖青少年运动减肥实效,详细阐述运动减肥的开展方法、效果评价方式等。系统观察分析以有氧运动为主的运动减肥对糖脂代谢紊乱、胰岛素抵抗、肥胖相关高血压等由肥胖引发的慢性疾病的影响。力图为运动减肥领域提供多维度的领域与视角透视。本书对于需要了解中国运动减肥现状的从业人员及学者,以及想要了解有氧运动对肥胖相关慢性病防治情况的大众及学者，都具有一定的参考价值。尤其是在体医结合的大背景下，可以让广大医务工作者了解运动干预对肥胖及其相关慢性病防治工作的最新研究动态。

本书可分为上下两篇。上篇从我国儿童青少年超重及肥胖问题的基本情况和干预研究入手，介绍了现有的理论成果，下篇则从不同运动形式对各类健康指标的影响效果入手，展示了如今的应用探索。成书过程中得到了上海体育学院、上海巅峰健康科技股份有限公司大力支持。本人的两位导师——"运动减肥第一人"上海体育学院陈文鹤教授及原国家体育科学研究所冯连世所长对书稿撰写进行了指导并提出了大量修改建议。在此对书稿撰写过程中提供帮助及付出努力的专家学者及团队成员表达由衷的感谢。限于时间仓促加之笔者知识及能力水平有限，不足之处在所难免，恳请各位读者及广大学者予以批评指正，以求实现新的提升。

刘敏

2022 年春

目 录

上篇 · 理论研究

下篇 · 应用探索

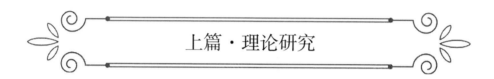

上篇·理论研究

第1章 我国儿童青少年超重及肥胖问题概况

1.1 研究背景

随着社会经济的不断发展和人们生活方式的改变,肥胖人口日益增多,肥胖问题已成为世界性难题。与此同时,肥胖人群的年龄也日趋低龄化,儿童青少年肥胖人口在近30年中飞速增长,儿童青少年肥胖已成为很多国家不容忽视的公共卫生问题。儿童青少年肥胖发病率从全球范围来看处于急速上升态势。1975年,世界儿童和青少年的肥胖率不到1%;到2016年时,女童的肥胖率增加到近6%,增加了10倍以上,男童的肥胖率增加到近8%。综合起来,全球5~19岁年龄组的肥胖人数从1975年的1100万人增加到2016年的1.24亿人,增加了10倍以上❶。2016年还有2.13亿人超重,但没有达到肥胖的门槛。在低收入和中等收入国家这一趋势尤其明显,在高收入国家相对稳定,但仍然高得令人不可接受。随着膳食模式和生活方式的快速变迁,我国儿童青少年肥胖的问题日趋严重,且已成为影响我国儿童青少年身心健康的重要公共卫生问题,严重威胁着人群的健康,带来巨大的社会经济负担。因此,采取有效的措施来防控儿童肥胖势在必行。

20世纪60年代起,儿童单纯性肥胖在欧美等发达国家蔓延,但这一时期的

---

❶ Abarca-Gómez L., Abdeen Z.A., Hamid Z.A. et al.Worldwide trends in body-mass index, underweight, overweight, and obesity from 1975 to 2016: a pooled analysis of 2416 population-based measurement studies in 1289 million children, adolescents, and adults[J]. Lancet. 2017;2627-2642.

人们尚没有认识到由此引发的公共卫生问题。直到 90 年代中期,学者们才逐步取得共识,将儿童青少年肥胖定为疾病。改革开放以来,随着我国经济社会快速发展和人民生活水平显著提高,儿童青少年膳食结构及生活方式发生了深刻变化,加之课业负担重、电子产品普及等因素,儿童青少年营养不均衡、身体活动不足现象广泛存在,肥胖率呈现快速上升趋势,已成为威胁我国儿童青少年身心健康的重要公共卫生问题。

全国学生体质调研显示:1985～2014 年,中国学生的肥胖检出率持续增加,2014 年,7～18 岁学生肥胖检出率是 1985 年的 55.8 倍,尤其是农村男孩肥胖率呈爆发式的增长。《中国居民营养与慢性病状况报告(2020 年)》指出,居民超重肥胖问题不断凸显,慢性病患病/发病仍呈上升趋势。城乡各年龄组居民超重肥胖率持续上升,有超过一半的成年居民超重或肥胖,6～17 岁、6 岁以下儿童青少年超重肥胖率分别达到 19% 和 10.4%。

1.2 儿童青少年超重及肥胖判断标准

1.2.1 世界卫生组织标准

对儿童而言,在对超重和肥胖做出定义时需考虑年龄因素,世卫组织对儿童超重和肥胖给出了以下具体的定义。

5 岁以下儿童:

• 超重为身高别体重大于世卫组织儿童生长标准中位数的 2 个标准差;

• 肥胖为身高别体重大于世卫组织儿童生长标准中位数的 3 个标准差。

其中,身高别体重(WHZ,weight for height)是指儿童体重实测值与同性别同身高儿童体重中位数之间的差值和同性别同身高儿童体重标准差相比,所得的比值。世卫组织儿童生长标准(5 岁以下可参考网页:http://www.who.int/childgrowth/standards/weight_for_height/en/)。

5～19 岁儿童及少年:

• 超重为年龄别身体质量指数大于世卫组织生长标准中位数的 1 个标准差;

• 肥胖为年龄别身体质量指数大于世卫组织生长标准中位数的 2 个标准差。

其中,年龄别身体质量指数(BAZ,BMI for age)是指根据儿童的身高和体重的测量数据计算 BMI(身体质量指数,Body Mass Index)后,在按性别划分的年龄 BMI 百分位数曲线图中找到它对应的位置,与该年龄的标准作比较得出的百分位数。世卫组织儿童及青少年生长标准(5～19 岁可参考网页:http://www.who.int/growthref/who2007_bmi_for_age/en/)。

1.2.2 中国肥胖问题工作组标准[1]

中国肥胖问题工作组以 2000 年全国学生体质调研为参照人群,共调查汉族 7～18 岁中小学生 244200 余人。比较中国儿童青少年 BMI 分布与美国国立卫生统计中心(NCHS)国际标准差距,计算随年龄 BMI 百分位数分布,根据 P_{85}、P_{90} 和 P_{95} 组合成三个暂定标准,利用生理、血脂生化和体成分指标进行交叉验证。运用 B-spline 曲线对选定标准作平滑化拟合。

利用中国沿海发达大城市样本作 BMI 分布曲线有助于克服青春中后期曲线的低平现象。交叉验证显示以 P_{85} 和 P_{95} 为超重、肥胖筛查标准较适宜,灵敏性和特异性符合要求。18 岁时男女性 BMI 均以 24 和 28 为超重、肥胖界值点,与已颁布实施的中国成人超重、肥胖筛查标准接轨。以北京、河南、四川等省(市)分别作为中国儿童青少年生长发育上、中、下水平的三个代表人群作回代验证。城市 7～18 岁男、女青少年中,北京市超重率分别为 17.00% 和 9.46%,肥胖率分别为 9.99% 和 6.47%;河南省超重率 10.86% 和 6.64%,肥胖率 4.27% 和 3.07%;四川省超重率 6.95% 和 4.23%,肥胖率 2.84% 和 2.09%,符合现实状况。

本标准兼顾前瞻性和现实性,既充分考虑近年来中国学龄儿童青少年生长的长期加速趋势,显著缩短和国际标准的差距,又具有中国特色,体现东亚人群的种族特征,具备较高的现实性,可在全国范围推广。

1.3 儿童青少年超重及肥胖的危害

肥胖给儿童的日常生活、学习带来诸多不便,还会对儿童产生多方面的健康影响。超重和肥胖是引起代谢综合征的危险因素,近年来已成为世界范围内的重大公共卫生问题,几乎所有国家的儿童和成人都受到影响[2]。比如单纯性

[1] 中国肥胖问题工作组.中国学龄儿童青少年超重、肥胖筛查体重指数值分类标准[J].中华流行病学杂志,2004,25(2):97-102.
[2] GBD 2015 Obesity Collaborators, Afshin A., Forouzanfar M. H., Reitsma M. B. et al. Health effects of overweight and obesity in 195 countries over 25 years[J]. N. Engl.J. Med. 2017,37(7):13-27.

肥胖与成年时的肥胖程度明显相关,儿童期肥胖发展为成年期肥胖的风险比正常人高 5 倍[1]。超重、肥胖儿童患高血压的风险是正常体重儿童的 3.9 倍。肥胖儿童成年后患糖尿病的风险是正常体重儿童的 2.7 倍。除此以外,肥胖还会影响儿童青春期发育,危害呼吸系统及骨骼等,对心理、行为、认知及智力产生不良影响(详见表 1-1)。

表 1-1　儿童肥胖可能会产生的不良后果[2]

器官系统	症状
心血管系统	高血压
	动脉粥样硬化的早期发作
	左心室肥厚
内分泌	胰岛素抵抗
	糖尿病
	月经异常
	多囊卵巢综合征
胃肠道	胆结石
	非酒精性脂肪肝
	肝纤维化
	肝硬化
神经病学	假性脑瘤
骨科	股骨头骨骺滑脱
	胫骨内翻
	骨关节炎

---

[1] Simmonds M., Burch J., Llewellyn A. et al. The use of measures of obesity in childhood for predicting obesity and the development of obesity-related diseases in adulthood: a systematic review and meta-analysis[J]. Health Technol.2015,19(1):330.

[2] Manu Raj & R. Krishna Kumar Obesity in children & adolescents[J].Indian J Med Res, 2010:598-607.

续表

器官系统	症状
社会心理	对身体形象的过度关注
	绝望
	沮丧
	自卑
	退缩
肺	多发支气管扩张
	加重哮喘
	阻塞性睡眠呼吸暂停
	肺栓塞
	皮克威克综合征
肾	对钠的敏感性增加
	尿钠排泄减少
	蛋白尿
	局灶节段性肾小球硬化(FSGS)

1.4 儿童青少年超重及肥胖的主要影响因素

儿童青少年肥胖的发病机制是多因素的,既有先天的遗传因素,又有后天的环境、心理、行为习惯等。这些因素的单独或协同作用在儿童肥胖中扮演了重要角色。

1.4.1 遗传及基因突变因素

研究已证明自然发生的单基因和多基因突变可导致小鼠和大鼠等啮齿动物肥胖。这些突变会产生严重的食欲过盛、肥胖、2 型糖尿病、产热缺陷和不育等表型。在一些肥胖人群中发现瘦素缺乏,同时瘦素受体突变可引起严重早发性肥胖[1]。

已知与肥胖倾向相关的遗传病包括普拉德—威利综合征(Prader-Willi

---

[1] Donohoue P.A. Obesity. In：Behrman R.E, Kleigman R.M, Jenson H.B, editors[J]. Nelson textbook of pediatrics，17th ed.Philadelphia：WB Saunders；2004：3-7.

syndrome)、Bardet-Biedl 综合征(Bardet-Biedl syndrome)和科恩综合征(Cohen syndrome)。肥胖症表现出明显家族倾向。有研究表明,如果父亲、母亲或两者都肥胖,7 岁儿童肥胖的几率分别为 2.93％、4.66％和 11.75％[1]。在 3 岁之前,父母肥胖比儿童的体重状态更能预测其成年期肥胖[2]。出生前的母亲体型及营养代谢状况,也会影响个人儿童期甚至成年期肥胖相关慢性疾病的发生概率。

尽管遗传因素在儿童青少年肥胖发生发展过程中发挥重要作用,但从预防肥胖和体重控制等需求角度看这几乎是不可改变的。某种程度上值得庆幸的是,我国儿童青少年超重肥胖率激增的主要原因并非遗传和基因改变引起,而更多的是行为、社会和环境因素引起的。

1.4.2 肥胖的环境危险因素

环境危险因素在超重和肥胖进程中扮演重要角色,同时具有很强的关联性。家庭的认知水平和家庭经济水平可用来预测肥胖的发展[3];父母的食物选择会显著影响孩子的食物偏好[4];儿童睡眠时间短也与肥胖几率增加以及身体脂肪百分比增加有关[5]。

在过去的几十年里,尤其是改革开放以后,巨大而迅速的社会变化对儿童肥胖产生了重大影响。长期以来我国传统文化中有"以胖为美、以胖为贵"的传统。在经济并不富裕的年代,物资匮乏,人们生活水平普遍不高,所以肥胖人口相对较少。但随着经济的快速发展,人们在富裕后首先想到的是怎么吃得更好,而忽略了营养均衡,导致膳食脂肪供能比持续上升。大量高热量餐饮出现在日常生活中,导致人体摄入过多热量进而引发脂肪蓄积。此外,儿童青少年身体活动的减少、久坐时间的增加、视屏活动时间的增加,使儿童能量消耗减

---

[1] Reilly J.J, Armstrong J, Dorosty A.R, Emmett P.M, Ness A, Rogers I, et al; Avon Longitudinal Study of Parents and Children Study Team. Early life risk factors for obesity in childhood: cohort study[J]. BMJ,2005:1330-1357.

[2] Whitaker R.C, Wright J.A, Pepe M.S, Seidel K.D, Dietz WH.Predicting obesity in young adulthood from childhood and parental obesity[J]. N Engl J Med,1997,33(7): 869-73.

[3] Strauss R.S, Knight J. Influence of the home environmenton the development of obesity in children[J]. Pediatrics.1999,10(3): 80-85.

[4] Ray J.W, Klesges R.C. Influences on the eating behavior of children[J]. Ann N Y Acad Sci. 1993: 57-69.

[5] Nixon G.M, Thompson J.M, Han D.Y, Becroft D.M, Clark P.M,Robinson E, et al. Short sleep duration in middle childhood:risk factors and consequences[J]. Sleep 2008(31): 71-81.

少,进而使肥胖发生的危险增高❶。另外还有一个很重要的现实是我国家庭生活中存在大量隔代抚养的现象,据调查60%以上的儿童肥胖是因为隔代抚养的原因,爷爷奶奶或外公外婆特别溺爱孩子,导致孩子营养过剩从而肥胖。另外我国城市规划中缺乏体育运动相关基础设施建设,导致很多孩子即便想去锻炼也找不到合适的场所。这一系列因素导致了我国超重及肥胖儿童青少年数目的快速增加。

1.5 儿童青少年肥胖问题的对策与举措

1.5.1 宏观政策层面

世界卫生组织发布了《肥胖和贫穷:一个新的公共卫生挑战》《膳食、营养和慢性病预防》《全球肥胖流行的预防和控制》报告,成立了"终止儿童肥胖委员会"。世界卫生大会对"终止儿童肥胖委员会"2016年的年度报告中关于改善导致儿童肥胖问题的6项建议表示支持。

面对当前严峻的肥胖及慢性病防控形势,党中央、国务院高度重视。《中国居民营养与慢性病状况报告(2020年)》明确指出我国居民不健康生活方式仍然普遍存在。膳食脂肪供能比持续上升,家庭人均每日烹调用盐和用油量仍远高于推荐值。儿童青少年经常饮用含糖饮料问题已经凸显,15岁以上人群吸烟率、成人30天内饮酒率超过1/4,身体活动不足问题普遍存在。居民超重肥胖问题不断凸显,慢性病患病、发病仍呈上升趋势。国家将实施慢性病综合防控战略纳入《"健康中国2030"规划纲要》,将合理膳食和重大慢性病防治纳入健康中国行动,进一步聚焦当前国民面临的主要营养和慢性病问题,从政府、社会、个人(家庭)3个层面协同推进,通过普及健康知识、参与健康行动、提供健康服务等措施,积极有效应对当前挑战,推进实现全民健康。

另外,为切实加强儿童青少年肥胖防控工作,有效遏制超重肥胖流行,促进儿童青少年健康成长,国家卫生健康委员会同教育部等6个部门制定了《儿童青少年肥胖防控实施方案》。该方案提出以2002~2017年超重率和肥胖率年均增幅为基线,2020~2030年0~18岁儿童青少年超重率和肥胖率年均增幅在基线基础上需下降70%,为实现儿童青少年超重肥胖零增长奠定基础。2020~

---

❶刘爱玲,李艳平,胡小琪,等. 我国儿童少年闲暇时间静态活动现状分析[J]. 中国学校卫生,2008,2(9):312-314.

2030 年,高流行地区儿童青少年超重率和肥胖率年均增幅在基线基础上下降80%,中流行地区儿童青少年超重率和肥胖率年均增幅在基线基础上下降70%,低流行地区儿童青少年超重率和肥胖率年均增幅在基线基础上下降60%。

1.5.2 家庭及个人层面

超重和肥胖治疗方式包括饮食管理、加强体力活动、限制久坐行为、药物治疗和减肥手术等。

由于青少年处于特殊阶段,肥胖的防治应在保证正常的生长发育基础上(包括认知、身体及心理发育),以调整体脂量为主要目的,而不是单纯降低体重。因此成年人的禁食、手术、药物等方法都不适用于儿童。儿童单纯性肥胖应接受以运动为主,结合饮食行为和心理行为矫正的综合治疗。儿童肥胖治疗法实施的要素是运动习惯的改变和家长的参与。

中等强度有规律的体育活动是预防超重和肥胖必不可少的,并且在治疗肥胖及其相关的慢性病方面也是至关重要的。建议儿童青少年应保持每天不少于一个小时的中等强度体育活动。此外应该严格限制儿童青少年的久坐时间,儿童和青少年通常沉迷于久坐的活动,如看电视、坐在电脑前和玩电子游戏。每一个小时的久坐活动都会增加肥胖的几率,也会导致青少年和儿童减肥尝试的失败。

饮食管理的原则应该在不影响正常生理需求的卡路里摄入量和正常营养的情况下维持或减轻体重。应从平衡膳食结构和科学合理地安排进食两方面入手。如严格限制高热量、高碳水化合物及高糖类食品的摄入,鼓励孩子多选择低能量、营养素含量相对较多的食品。根据儿童青少年每天的活动量和活动规律,合理安排进食时间,科学搭配饮食结构。

1.6 小结

儿童青少年肥胖是多因素作用的结果,其中致胖环境对肥胖的发生发展产生的影响愈发严重。我国处于营养转型期,城乡居民在经济条件改善的同时,没有改变传统饮食习惯,培养科学的营养观,高脂高糖饮食摄入量显著增加。同时我国社会家庭结构特点决定了很多儿童青少年是隔代抚养的状态,这从某种程度上加剧了儿童青少年肥胖的形成。另外儿童青少年学习压力增大、体育锻炼时间减少、久坐时间长等因素也助推了肥胖人群的快速增加。加强儿童青少年肥胖防控工作,有效遏制超重、肥胖流行是一个长期系统的工程,需要全社会共同参与。儿童时期,培养孩子健康的行为和生活方式,对肥胖和其他慢性病预防至关重要,防控必须以"预防为主"。

第 2 章 以有氧运动为主的体重管理模式对超重及肥胖青少年的干预研究

2.1 研究背景

超重及肥胖问题已成为各国关注的公共健康问题,青少年肥胖及超重更是一个不容忽视的全球性问题[1][2]。世界卫生组织曾警告,儿童青少年肥胖问题是全球面临的最为严峻的公共健康问题。预计到 2025 年肥胖问题会影响全球约 2.055 亿 5～19 岁儿童青少年[3]。近年来我国青少年由于久坐时间长、体力活动减少、饮食营养结构失衡等原因,肥胖问题愈发严重。自 20 世纪 90 年代以来,我国儿童超重、肥胖率全面升高,从 1995 年的 5.3% 升高至 2014 年的 20.5%,比发达国家肥胖流行发展更为迅猛[4]。我国儿童青少年肥胖问题的防治工作正在面临前所未有的压力。

追踪研究表明,由儿童青少年时期肥胖发展为成年后的肥胖的几率要高出

[1] World Health Organization. Interim Report of the Commission on Ending Childhood Obesity. Geneva:WHO;2015[cited April 1, 2015];Available from:http://www.who.int/end-childhood-obesity/commission-endingchildhood-obesity-interim-report.pdf? ua＝1. Accessed April 1, 2015.

[2] Araújo J,Ramos E. Paediatric obesity and cardiovascular risk factors —a life course approach[J]. Porto Biomed J.2017,2(1):22-10.

[3] Obesity:missing the 2025 global targets Trends, Costs and Country Reports March 2020.

[4] Dong Y,Jan C,May,et al. Economic development and the nutritional status of Chinese school-aged children and adolescents from 1995 to 2014:an analysis of five successive national surveys[J].The lancet diabetes & endocrinology,2019(4):288-299.

正常人群的 5 倍❶。现如今患有肥胖症的儿童青少年越来越多,我们必须深刻认识其危害。肥胖症不仅严重影响身体健康,引发一系列疾病,例如代谢综合征(Metabolic Syndrome,MetS),心血管系统疾病(Cardiovascular Disease,CVD),2 型糖尿病(Type 2 diabetes mellitus,T2DM),女孩早发性多囊卵巢综合征等❷,还会阻碍个人正常的人际交往和心理发展,例如引发负面的情绪状态(例如,悲伤、孤独和紧张)❸。

　　有氧运动作为一种应激源对人体产生多种良性效应,对肥胖人群存在诸多益处❹。同时有氧运动具有低成本、可操作性强、几乎无副作用等优势。本研究通过观察经 4 周有氧运动干预后超重及肥胖青少年身体形态和血糖、血脂指标的改善情况,进一步探讨以有氧运动为主的青少年减重手段的有效性、安全性,为肥胖青少年人群的健康管理提供一定参考。

2.2 对象与方法

2.2.1 对象

　　499 名年龄在 13～17 周岁,参加 2017 年到 2019 年由某单位组织的全封闭式运动减肥夏令营的超重、肥胖青少年,其中男性 249 名,女性 250 名。各年龄段肥胖纳入标准依据中国肥胖问题工作组于 2004 年制定的中国学龄儿童青少年超重、肥胖筛查体重指数值分类标准❺。经体格检查、身体状况问卷调查(Physical activity readiness questionnaire,PAR-Q)及运动负荷试验,排除不适

❶Simmonds M,Llewellyn A,Owen C.G,Woolacott N. Predicting adult obesity from childhood obesity：a systematic review and meta-analysis[J]. Obes Rev,2016(17):95-107.

❷Ng M,Fleming T,Robinson M,Thomson B,Graetz N,et al. Global,regional,and national prevalence of overweight and obesity in children and adults during 1980－2013：a systematic analysis for the Global Burden of Disease Study 2013[J]. Lancet,2014,3(4):766-781.

❸Faguy K. Obesity in children and adolescents：health effects and imaging implications.[J]. Radiol Technol,2016:279-298.

❹Krause M,Rodrigues-Krause J,O Hagan C,et al.The Effects of Aerobic Exercise Training at Two Different Intensities in Obesity and Type 2 Diabetes：Implications for Oxidative Stress,Low-Grade Inflammation and Nitric Oxide Production[J].Eur J Appl Physiol,2014,114(2):251-260.

❺中国肥胖问题工作组.中国学龄儿童青少年超重、肥胖筛查体重指数值分类标准[J].中华流行病学杂志,2004,25(2):97-102.

宜参加本研究的人员。告知参与者及其监护人本项目的实施期间安排及注意事项,并由法定监护人签署知情同意书,所有人员自愿参加本研究。

2.2.2 资料收集

4 周有氧运动前后,测量青少年身高(Body height)、体重(Weight)、体脂率(PBF)、腰围(waist circumference,WC)、臀围(hip circumference,HC)、握力(handgrip)等指标。计算相关派生指标 BMI[BMI＝Weight(kg)/ Body height (m2)]、腰臀比[WHR＝WC(cm)/HC(cm)]、腰围身高比[WhtR＝WC(cm)/ Body height(cm)]等。身体形态指标参照《体育测量评价》实施测量,测试由同一人员依标准完成,测试状态均为晨起空腹。本研究中所有用到的体成分指标均使用韩国杰文 ioi353 人体成分分析仪进行测量。分别在有氧运动干预前 1 天与干预 4 周后次日清晨采集空腹状态肘静脉血测空腹血糖(Fasting blood glucose,FBG)、空腹胰岛素(Fasting serum lisulin,FINS)、总胆固醇(Total-cholesterol,TC)、甘油三酯(Triglyceride,TG)、高密度脂蛋白胆固醇(High density lipoprotein-cholesterol,HDL-C)、低密度脂蛋白胆固醇(Low density lipoprotein-cholesterol,LDL-C)等指标进行对比。

2.2.3 有氧运动方案

根据体格检查结果及个体跑台递增负荷运动试验测试结果制定有氧运动方案。有氧运动强度以心率为指标进行控制,靶心率范围制定依据运动负荷测试结果和有关学者的既有研究成果[1][2]。具体强度区间为:THR＝RHR＋HRR×(20%～40%);HRR＝MHR-RHR;MHR＝220－年龄。该年龄段青少年有氧运动靶心率范围约为 110～150 次/分。有氧运动干预两周后重复进行递增运动负荷试验并修正靶心率。有氧运动的时间为每天上下午各 2 小时。正式训练前进行充分的热身活动,训练结束进行适当的整理运动。运动项目包括椭圆机、跑步机慢跑或快走、单车、有氧操、体育游戏等,运动项目的讲解带训及强度控制均由专职教练担当。

注:THR 为 Target Heart Rate,靶心率;RHR 为 Resting Heart Rate,安静心率;HRR 为 Heart Rate Reserve,心率储备;MHR 为 Maximum Heart Rate,

---

[1] KARVONEN M.J, KENTALA E, MUSTALA O. The effects of training on heart rate; a longitudinal study[J].Ann Med Exp Biol Fenn,1957. 35(3): 307-315.

[2] 李蕾,戚一峰,郭黎,等.运动减肥中运动强度确定依据的实验研究[J].海体育学院学报,2006,30(4):50-53.

最大心率。

2.2.4 饮食方案

以 Harris-Benedict Formula 计算每位受试对象的每日能量需求。由营养师制定饮食方案,保证生理需求量及营养素的均衡摄入,封闭式训练期间禁止一切零食。饮食中在保证总热量摄入充足的前提下,保证足量蛋白摄入,减少高热量密度食物摄入量,保证纤维素的摄入,三餐热量所占比重约为 3∶4∶3❶。整个干预期间保证充足的水分和电解质供给。

2.2.5 统计学方法

采用 IBM SPSS Statistics V21.0 统计软件进行数据分析。服从正态分布连续性变量使用均数±标准差表示,干预前后两两比较分析使用配对样本 t 检验;检验显著性水平以双侧 $P<0.05$ 为差异有统计学意义,以 $P<0.01$ 为高度显著差异。

2.3 研究结果

(1)经过 4 周有氧运动干预,男女青少年身体形态指标均出现一定改善,其中在体重、体脂率、BMI、腰围、臀围、腰臀比、腰围身高比等指标上,男女受试者均出现高度显著差异 $P<0.01$。另外,男性青少年在身高指标上也出现了显著差异 $P<0.05$,女性青少年在右侧握力指标上出现高度显著差异 $P<0.01$,见表 2-1,表 2-2。

(2)经过 4 周有氧运动干预,499 名青少年空腹血糖指标无明显变化。甘油三酯、总胆固醇、高密度脂蛋白胆固醇、低密度脂蛋白胆固醇、高低密度脂蛋白胆固醇比值、空腹胰岛素等指标均出现高度显著性差异 $P<0.01$,见表 2-3。

表 2-1　249 名男性青少年有氧运动前后测量学指标比较($X\pm S$)

($n=249$)	干预前	干预 4 周后	t 值
Body height(cm)	171.95±8.12	172.67±8.00	−2.427*
Weight(kg)	97.31±41.13	84.04±16.13	5.14**
PBF(%)	36.07±6.45	31.96±6.93	11.50**

❶郭吟,陈佩杰,陈文鹤.4 周有氧运动对肥胖儿童青少年身体形态、血脂和血胰岛素的影响 [J].中国运动医学杂志,2011,30(5):426-431.

($n=249$)	干预前	干预 4 周后	t 值
BMI(kg/m²)	32.93±16.03	28.11±4.69	4.74**
WC(cm)	104.46±11.02	93.10±10.31	17.96**
HC(cm)	111.59±9.07	103.87±8.66	14.23**
WHR	0.94±0.07	0.90±0.06	8.72**
WhtR	0.61±0.07	0.54±0.07	13.31**
Right handgrip(kg)	31.47±9.11	32.09±9.13	−1.04
Left handgrip(kg)	30.66±19.18	30.21±8.88	0.368

注：* 表示 $p<0.05$，* * 表示 $p<0.01$。

表 2-2　249 名女青少年有氧运动前后测量学指标比较($X\pm S$)

($n=250$)	干预前	干预 4 周后	t 值
Body height(cm)	164.89±6.19	164.99±7.36	−0.33
Weight(kg)	81.97±13.98	75.16±13.57	13.11**
PBF(%)	39.81±5.91	35.88±6.20	12.01**
BMI(kg/m²)	30.09±4.49	27.61±4.85	11.33**
WC(cm)	94.52±11.17	85.67±10.38	16.84**
HC(cm)	109.76±8.47	103.16±9.00	15.83**
WHR	0.86±0.07	0.83±0.06	7.40**
WhtR	0.56±0.11	0.52±0.06	6.15**
Right handgrip(kg)	25.06±5.34	25.75±5.87	−2.22*
Left handgrip(kg)	23.68±5.14	24.25±5.99	−1.78

注：* 表示 $p<0.05$，* * 表示 $p<0.01$。

表 2-3　499 名青少年有氧运动前后糖脂代谢指标比较($X\pm S$)

($n=499$)	干预前	干预 4 周后	t 值
FBG(mmol/L)	4.51±0.52	4.47±0.44	1.56
TG(mmol/L)	0.99±0.51	0.82±0.30	9.03**
TC(mmol/L)	4.45±0.93	3.61±0.72	21.33**
HDL-C(mmol/L)	1.20±0.25	1.10±0.24	9.19**
LDL-C(mmol/L)	2.80±0.71	2.12±0.53	24.41**

续表

（$n=499$）	干预前	干预 4 周后	t 值
HDL-C/LDL-C	0.44 ± 0.17	0.51 ± 0.24	-7.85^{**}
FINS(mIU/L)	77.07 ± 39.68	48.89 ± 24.77	13.13^{**}

注：* 表示 $p<0.05$，** 表示 $p<0.01$。

2.4　讨论

随着我国社会经济的不断向前发展，人们生活条件大幅改善，但青少年受体力活动减少、看屏时间加长、高能量密度食物摄入过多等因素影响，超重及肥胖发病率迅速攀升，为社会和家庭带来沉重负担。有氧运动结合适当的饮食控制是除药物和手术治疗外减控体重的有效干预手段❶❷。

经过 4 周以有氧运动为主的体重管理模式干预，我们发现受试青少年身体形态发生了明显的改善，身体围度、体成分等均出现了一定程度的变化。这提示有氧运动为主的体重管理模式是较为理想的而且是非常有效的加快脂肪消耗的方式。腰围、腰臀比、腰围身高比等指标能够很好地反映腹型肥胖情况，可以间接反映腹部及内脏脂肪堆积情况。腹型肥胖更容易引发糖代谢、脂代谢紊乱以及心血管疾病❸。本研究显示有氧运动可以显著减少腹部脂肪堆积程度，降低中心性肥胖程度。女性青少年的握力指标出现改善，这也说明有氧运动对于长期缺乏锻炼的青少年也具有改善体适能、提高肌肉力量的作用，有氧运动为主的体重管理模式不仅可以消耗脂肪，而且可以保持或增长瘦体重，改善全人群的体适能。

超重和肥胖青少年多伴有糖脂代谢脂异常，另外青少年肥胖导致 2 型糖尿病发病风险增加❹。本研究发现在干预前已有部分受试对象存在不同程度的血脂异常和空腹胰岛素升高问题。经过 4 周有氧运动干预后青少年糖脂代谢情

---

❶ 冯连世,张漓,高炳宏,等.不同环境下有氧运动对超重和肥胖青少年体重与体脂含量的影响[J].体育科学,2013,33(11)：58-65.

❷ 高欢,冯连世,高炳宏,等.四周有氧耐力训练结合饮食控制对超重和肥胖青少年 Android 与 Gynoid 区域脂肪含量的影响[J].中国运动医学杂志,2012, 31 (8)：663-668.

❸ 彭澍,赵瑛.体重指数、体脂肪率与高脂血症关系的研究[J].海南医学,2006,17(9)：20-21.

❹ 杨炯贤,闫洁.儿童青少年肥胖的营养治疗策略[J].食品科学技术学报,2020,38(2):14-19.

况明显改善。尽管部分指标仍然存在异常,但已呈现出向好趋势。研究对象甘油三酯、总胆固醇、低密度脂蛋白胆固醇、空腹胰岛素均出现降低,尽管高密度脂蛋白胆固醇出现降低,但是 HDL-C/LDL-C 出现升高。有研究已经指出,运用 HDL-C/LDL-C 这一综合指标评价脂代谢情况更有价值,它能够更加准确的评估心血管或代谢性疾病的风险[1][2]。

超重及肥胖青少年生活方式干预依从性较差、脱落率较高[3]。本研究采取全封闭式夏令营形式,可以有效地避免研究对象脱落。而夏令营中采取的各种激励措施和营员间的良性竞争可以营造出良好的氛围,有效缓解营员的心理压力,能够带来更好的依从性,进而保证获得良好的减重效果。

综上所述,青少年超重及肥胖已成为严重的公共健康问题,我国发病人群呈逐年升高趋势,以有氧运动为主的体重管理模式效果显著,可以有效减脂并改善糖脂代谢情况,有氧运动具有其他减肥方式不可替代的优越性。

(本文收录于中华医学会《中华健康管理学杂志》,评为 2020 全国肥胖与体重管理学术会议优秀论文三等奖,作者:刘敏,冯磊,汪坤,王业玲,陈文鹤)

---

[1] 何光朝,郭纪群,葛均波,等. 血脂各成分及其比值与冠状动脉粥样硬化程度的关系[J].中华临床医师杂志(电子版),2013,7(16):7427-7431.

[2] 朱纯亮,钟天鹰,戈建军等. LDL-C/HDL-C 比值在儿童代谢性疾病中检测的意义[J].江苏医药,2012,38(14):1714-1715.

[3] Palomba S, Santagni S, Falbo A, et al. Complications and challenges associated with polycystic ovary syndrome: current perspectives[J]. Int J Womens Health, 2015, 7:745-763.

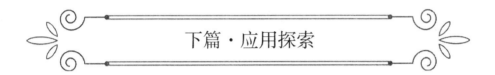

下篇·应用探索

第 3 章　4 周有氧运动对肥胖青少年胰岛素抵抗及炎症因子的影响

3.1 研究背景

肥胖者体内脂肪组织尤其是白色脂肪组织被巨噬细胞浸润增加,合成并释放多种促炎因子,使肥胖者处于低度慢性炎症状态。这种状态是心血管疾病(Cardiovascular disease,CVD)、2 型糖尿病(Type 2 Diabetes Mellitus,T2DM)等多种疾病的重要危险因素[1][2][3]。随着人们对肥胖者慢性炎症状态的认识,炎症学说因在胰岛素抵抗(Insulin Resistance,IR)、T2DM 等的发病机制中所扮演的重要角色而备受关注。

有氧运动作为一种应激源对人体产生多种良性效应,肥胖者通过运动减肥不仅达到了降低体重的目的,而且增强了体质,强健了体魄。众多研究证实运

[1] Hayashino Y,Jackson J L,Hirata T.Effects of exercise on Creactive protein,inflammatory cytokine and adipokine in patients with type 2 diabetes:a meta-analysis of randomized controlled trials [J].Metabolism,2014,63(3):431-440.

[2] Al-Shukaili A,Al-Ghafri S,Al-Marhoobi S,et al.Analysis of inflammatory mediators in type 2 diabetes patients[J].Int J Endocrinol,2013(9):76-81.

[3] Tietge U J. Hyperlipidemia and cardiovascular disease:inflammation, dyslipidemia, and atherosclerosis[J].Curr Opin Lipidol,2014,25(1):94-95.

动具有良好的抗炎作用❶❷❸。本研究旨在通过 4 周有氧运动干预肥胖青少年，观察其身体形态、血清炎症因子、IR 相关指标的变化情况并探讨其内在联系。

3.2 对象与方法

3.2.1 研究对象

参加 2013 年、2014 年由上海巅峰体育管理有限公司组织的全封闭式减肥夏令营营员共计 31 名，年龄在 13～17 周岁，BMI＝33.5±4.3 的肥胖青少年，其中男性 14 名，女性 17 名(详见表 3-1)。各年龄段肥胖标准依据中国肥胖问题工作组于 2004 年制定的中国学龄儿童青少年超重、肥胖筛查体重指数值分类标准❹。研究对象经体格检查、病史调查及运动负荷试验，排除对实验结果有影响的疾病患者。实验前与研究对象及其法定监护人签署知情同意书，告知受试者实验期间的安排及注意事项。

表 3-1　研究对象基本情况

性别	数量(n)	年龄(y)	身高(cm)	体重(kg)	BMI(kg/m²)
男	14	15.07±1.82	172.96±7.68	100.01±16.03	33.30±3.97
女	17	15.94±1.20	160.53±4.57	86.85±13.16	33.70±4.72
总	31	15.55±1.55	166.15±8.73	92.79±15.75	33.52±4.33

3.2.2 研究方法

3.2.2.1 运动及饮食方案

本研究中用心率作为运动强度监控指标，运动过程中用 Polar 表记录，控制运动强度在靶心率范围内。靶心率范围参考卡沃南氏公式（The Karvonen

---

❶ Drexel H，Saely C H，Langer P，et al. Metabolic and anti-inflammatory benefits of eccentric endurance exercise-apilot study[J]. Eur J Clin Invest，2008，38(4)：218-226.

❷ 吴明方. 肥胖者有氧运动抗炎效应的实验研究[J].中国体育科技，2010，46(3)：106-109.

❸ Krause M，Rodrigues-Krause J，O'Hagan C，et al. The effects of aerobic exercise training at two different intensities in obesity and type 2 diabetes：implications for oxidative stress，low-grade inflammation and nitric oxide production[J]. Eur J Appl Physiol，2014，114(2)：251-260.

❹ 中国肥胖问题工作组. 中国学龄儿童青少年超重、肥胖筛查体重指数值分类标准[J].中华流行病学杂志，2004，25(2)：97-102.

Formula)[1]。受试者每天上午和下午分别进行 2 小时的有氧运动,其中包括准备活动(10～15 分钟)以及整理活动(5～10 分钟),运动项目包括游泳、快走、有氧操、体育游戏等。根据体重、基础代谢率、运动消耗等计算每天热能需求量,制定个体化饮食方案。一日三餐热量配备比例约为 3∶4∶3[2]。尤其注意必需氨基酸、必需脂肪酸和维生素的供给,配置含电解质的运动饮料。

3.2.2.2   测试指标及设备

4 周有氧运动干预前后一天分别进行相关指标测试。体重、身高、身体围度等由经过培训并认证合格的测试人员使用标准技术方法进行测量。使用身高体重计算 BMI 值[BMI＝体重(kg)/身高(m)^2],身体成分采用双能 X 射线吸收法测量,测试设备为上海体育学院所属美国 GE Lunar Prodigy。测试前按照仪器使用要求进行预热和校准。

分别采集研究对象有氧运动干预前后一天晨起空腹状态肘静脉血 6 毫升,分离血清。血清委托第三方检验机构艾迪康医学检验中心进行相关指标检测。具体指标有空腹胰岛素(FINS)、空腹血糖(FBG)、白细胞介素 1(IL-1)、超敏 C 反应蛋白(hs-CRP)、肿瘤坏死因子 α(TNF-α)、白细胞介素 6(IL-6)。其中 FBG 采用 HK 法,FINS 采用化学发光法,hs-CRP 采用免疫比浊法,TNF-α 采用免疫法,IL-6 等采用 ELISA 法。

使用 FINS、FBG 计算胰岛素抵抗指数(HOMA-IR)、胰岛素分泌指数(HOMA-β)、李光伟胰岛素敏感指数(IAI),具体计算方法如下:

$$HOMA\text{-}IR＝FPG(mmol/L)×FINS(mIU/L)/22.5$$

$$HOMA\text{-}β＝FINS(mIU/L)×20/[FBG(mmol/L)\text{-}3.5]$$

$$IAI＝1/[FBG(mmol/L)×FINS(mIU/L)]$$

3.2.2.3   统计学处理

所有数据均采用均数±标准差((X±SD)表示,采用 IBM SPSS Statistics 19.0 统计软件对减肥前后数据进行配对样本 t 检验。以 $P<0.05$ 表示具有统计学显著性意义,$P<0.01$ 表示具有非常显著性意义。

---

[1] Karvonen M J, Kentala E, Mustala O. The effects of training on heart rate a longitudinal study[J].Ann Med Exp Biol Fenn,1957,35(3):307-315.

[2] 郭吟,陈佩杰,陈文鹤.4 周有氧运动对肥胖儿童青少年身体形态、血脂和血胰岛素的影响[J].中国运动医学杂志,2011,30(5):426-431.

3.3 研究结果

3.3.1　4周有氧运动对研究对象身体形态的影响

4周有氧运动之后研究对象主要身体形态学指标均出现了明显的变化(见表 3-2),其中体重(Weight)、BMI、体脂率(Fat%)、腰围(Waist Circumference,WC)、腰臀比(Waist-to-Hip ratio,WHR)、腰围身高比(Waist-to-Heigh Ratio,WhtR)等指标出现了非常显著的下降($P<0.01$)。

表 3-2　4周有氧运动前后身体形态学指标变化情况

指标	实验前($n=31$)	实验后($n=31$)
Weight (kg)	92.79 ± 15.75	$84.13\pm13.87^{**}$
BMI(kg/m^2)	33.52 ± 4.33	$29.83\pm3.78^{**}$
Fat(%)	41.12 ± 8.57	$38.31\pm8.63^{**}$
WC(cm)	101.91 ± 12.47	$94.07\pm10.30^{**}$
WHR	0.91 ± 0.07	$0.89\pm0.06^{**}$
WhtR	0.61 ± 0.07	$0.56\pm0.06^{**}$

注:*表示与4周有氧运动前比较,* $p<0.05$,** $p<0.01$。

3.3.2　4周有氧运动对糖代谢相关指标的影响

如表 3-3 所示,经过 4 周有氧运动干预,研究对象的 FINS、HOMA-IR、HOMA-β、IAI 等指标均出现高度显著变化($P<0.01$),研究对象 FBG 也出现了显著性的降低($P<0.05$)。

表 3-3　研究对象糖代谢相关指标的变化情况

指标	实验前($n=31$)	实验后($n=31$)
FINS(mIU/L)	16.47 ± 7.05	$7.92\pm3.43^{**}$
FBG(mmol/L)	4.82 ± 0.88	$4.50\pm0.39^{*}$
HOMA-IR	3.60 ± 1.82	$1.61\pm0.78^{**}$
HOMA-β	287.49 ± 131.05	$187.49\pm148.83^{**}$
IAI	0.34 ± 0.14	$0.67\pm0.27^{**}$

注:*表示与4周有氧运动前比较,* $p<0.05$,** $p<0.01$。

3.3.3　4周有氧运动对炎症因子的影响

4周有氧运动之后研究对象外周血炎症因子出现了不同程度的变化,其中

hs-CRP 及 IL-6 发生高度显著性的降低($P<0.01$),研究对象 TNF-α 出现显著下降($P<0.05$),IL-1 出现下降但不具有显著性见下表 3-4。

表 3-4　研究对象外周血炎症因子的变化情况

指标	实验前($n=31$)	实验后($n=31$)
hs-CRP(mg/L)	3.40±3.70	1.85±2.63**
IL-1(ng/ml)	0.19±0.02	0.18±0.02
TNF-α(ng/mL)	1.23±0.20	1.17±0.17*
IL-6(pg/ml)	11.43±1.97	10.24±1.80**

注:＊表示与四周有氧运动前比较,＊$p<0.05$,＊＊$p<0.01$。

3.4 讨论分析

近年来,随着人们生活条件的不断改善,儿童青少年受高热量食物摄入量增加、久坐及体力活动减少等因素影响,超重及肥胖的发病率迅速攀升,已成为严峻的公共卫生问题[1]。肥胖是代谢综合征及多种慢性疾病的独立危险因素,可引发一系列的健康问题。有氧运动结合适当的饮食控制是除药物和手术治疗外减控体重的有效干预手段[2][3]。本研究中经过 4 周有氧运动,研究对象身体形态发生明显改变,体脂率、BMI 等均出现显著性的降低。WC、WHR、WHtR是腹型肥胖的简易评价指标,它能够较好地反映腹部皮下脂肪和内脏脂肪的堆积程度,本研究中经 4 周有氧运动干预,这三项指标均得到明显改善。腹型肥胖较全身性肥胖或下半身肥胖,更易发生糖、脂代谢紊乱、高血压等疾病,其原因可能是腹型肥胖可能直接影响脂肪酸和全身的脂代谢[4]。显然,有氧运动干预有利于减少腹部脂肪堆积,改善中心性体质分布,降低因腹部肥胖引发的代谢性疾病的风险。

过多的脂肪堆积容易诱发 IR 和糖代谢紊乱,进而发展成为 T2DM

❶戎芬.出生体重与环境因素对儿童青少年超重肥胖影响的队列研究[D].上海:复旦大学,2012.

❷冯连世,张漓,高炳宏,等.不同环境下有氧运动对超重和肥胖青少年体重与体脂含量的影响[J].体育科学,2013,33(11):58-65.

❸高欢,冯连世,高炳宏,等.四周有氧耐力训练结合饮食控制对超重和肥胖青少年 Android与 Gynoid 区域脂肪含量的影响[J].中国运动医学杂志,2012,31(8):663-668.

❹彭澍,赵瑛.体重指数、体脂肪率与高脂血症关系的研究[J].海南医学,2006,17(9):20-21.

(T2DM)。研究发现有 80％的 T2DM 患者存在超重或肥胖[1]。本研究中有氧运动干预之前的数据显示研究对象已经存在不同程度的空腹胰岛素升高和 IR 等问题,研究对象 HOMA-IR 较高,说明已经存在 IR 现象,IAI 较低说明研究对象存在胰岛素敏感性下降,正是因为研究对象存在 IR 和胰岛素敏感性下降才导致 HOMA-β 代偿性升高。目前对于体脂堆积诱发 IR 的确切病理机制尚不能完全明确,一般认为由以下几个方面引起。

(1)肥胖状态下血浆游离脂肪酸增多:过多的游离脂肪酸对于抑制葡萄糖的利用、促进糖异生、对 β 细胞的损伤均有一定的作用[2]。

(2)脂肪因子的作用:脂肪因子如何作用于 IR 目前尚不完全明确,但随着研究的深入,越来越多的证据表明,脂肪组织通过自分泌、旁分泌和内分泌的方式产生许多细胞因子和激素,在肥胖、IR 和 T2DM 发病机制中发挥重要作用[3]。

(3)炎性因子:炎性因子影响细胞内炎症反应的信号传导,导致相关胰岛素敏感细胞内胰岛素受体底物-1(Insulin receptor substeate-1,IRS-1)丝氨酸磷酸化,抑制酪氨酸磷酸化导致胰岛素信号传导受阻并最终诱发 IR[4]。本研究观察到在脂肪堆积程度得到改善的同时研究对象 FINS、FBG 均出现显著性下降,同时 HOMA-IR、HOMA-β、IAI 均得到不同程度的改善,提示经过 4 周有氧运动之后研究对象 IR 得到显著性的改善。

当机体处于超重或肥胖时,脂肪组织分泌的多种脂肪因子可以引发、介导或参与炎症反应,另外脂肪过度堆积时脂肪组织被巨噬细胞浸润,促使产生、释放促炎相关因子(如 IL-1、TNF-α、IL-6),IL-6 刺激肝脏合成分泌 CRP,使血浆内的 TNF-α、IL-6、IL-1、CRP 水平升高,却又低于传统意义上的炎症水平[5],故有学者提出肥胖是一种慢性低度炎症状态。目前越来越多的证据表明,脂肪组

[1] Bloomgarden ZT. American Diabetes Association Annual Meeting,1999:diabetes and obesity[J]. Diabetes Care. 2000(23):118-124.

[2] 李强.肥胖促进 2 型糖尿病发生的研究进展[J].临床内科学杂志,2012,29(3):152-154.

[3] 王静,周瑞秀,韩玉婷,等.脂肪细胞因子与胰岛素抵抗[J].医学综述 2008,14(8):1142-1144.

[4] 张洁,王方,徐海燕,等.炎性因子与胰岛素抵抗[J].世界华人消化杂志,2006,14(32):3121-3125.

[5] 陈伟.肥胖性慢性炎症与运动研究现状[J].中国运动医学杂志,2010,29(2):238-250.

织慢性炎症可能在肥胖相关的代谢功能障碍的发生发展过程中发挥重要作用❶❷。众多研究显示规律性有氧运动具有良好的抗炎效应❸❹。本研究中实验前已观察到研究对象处于低度炎症状态,经 4 周有氧运动干预后 TNF-α、IL-6、hs-CRP 等主要炎症因子得到明显降低。证实有氧运动具有良好的抗炎效应。本研究中 IL-1 略有下降但无统计学意义,但有研究观察到 IL-1 的亚型 IL-1β 与肥胖和 IR 存在相关性,与肥胖相关的 IR 发生发展存在密切联系❺,提示 IL-1β 可能与肥胖和 IR 关系更为密切。

3.5 结论

肥胖青少年已经存在胰岛素抵抗和低度炎症等问题,4 周有氧运动可以明显改善脂肪堆积状况,改善胰岛素抵抗,提高胰岛素敏感性,同时具有良好的抗炎效应。

(该文收录于上海体育学院学报.2015,39(3),作者:刘敏、冯连世、王晓惠)

❶ Hotamisligil, G.S. Inflammation and metabolic disorders[J]. Nature,2006,444(7121):860 - 867.

❷ Lumeng, C.N.; Saltiel, A.R. Inflammatory links between obesity and metabolic disease. [J]. J Clin Invest. 2011,121(6):2111-2117.

❸ Ordonez, FJ.Rosety, MA.Camacho, A,et al. Aerobic training improved low-grade inflammation in obese women with intellectual disability.[J]. J Intellect Disabil Res,2014,58(6):583-590.

❹ Shih KC, Janckila AJ, Kwok CF, et al. Effects of exercise on insulin sensitivity, inflammatory cytokines,and serum tar-trate-resistant acid phosphatase 5a in obese Chinese male adolescents. [J].Metabolism,2010,59(1):144-151.

❺ 王露,张微.血清白介素-1β 水平与 2 型糖尿病及肥胖的相关性分析 [J] 中国医学工程,2011,19(7):60-61.

第4章 血脂成分及其比值在评价青少年运动减肥效果中的应用

4.1 研究背景

运动减肥具有安全有效、成本低、可操作性强等诸多优点,越来越受到广大肥胖者的认可。运动作为一种应激源对人体产生各种良好的效应,肥胖者通过运动减肥不仅达到了降低体重的目的,而且增强了体质、强健了体魄。随着运动减肥的参与人群逐渐增多,如何科学合理的评价减肥效果成为人们关注的问题。目前多数评价指标停留在形态学指标上,缺乏更深层次的评价指标,对于肥胖诱发的糖脂代谢紊乱,尤其是脂代谢紊乱的评价缺乏简单实用的指标。

本研究通过整理2007年到2013年参与封闭减肥夏令营的265名青少年营员脂代谢相关指标及其比值在评价运动减肥对脂代谢影响中的应用价值,总结其内在规律,为运动减肥实践提供参考。

4.2 研究对象与方法

4.2.1 研究对象

本次选取参加2007~2013年由上海巅峰体育管理有限公司组织的全封闭式减肥夏令营营员265名BMI≥28的肥胖青少年为研究对象(见表4-1),其中男性156名,女性109名。年龄在13~17周岁,经体格检查、病史调查及运动负荷试验,排除对实验结果有影响的疾病患者。实验前告知受试者实验期间的安排及注意事项,与监护人签署有关减肥与研究知情同意书。实验期间研究对象实行全封闭式管理,研究对象的训练、住宿、饮食由协作单位实行统一安排,由专人负责。

表 4-1　研究对象基本情况

性别	数量(n)	年龄(y)	身高(cm)	体重(kg)	BMI
男	156	14.9±1.6	170.5±8.0	91.6±16.2	31.4±4.0
女	109	15.2±1.9	160.3±5.6	77.5±14.0	30.1±4.8

4.2.2 运动减肥方案

记录研究对象安静状态下的心电图后,进行 4km/h、6km/h 无坡度的递增负荷跑台运动试验,每级负荷持续 4 分钟后记录即刻 I 导联心电图。若心电图显示达到 85% 的预期最大心率或受试者因为其他原因无法完成测试时即终止运动负荷试验,试验结束后记录运动后恢复期 1 分钟的心电图。在整个测试过程中用 Polar 表记录研究对象心率。运动负荷试验的主要目的是保证运动处方的有效性及安全性。

根据体检及运动负荷试验结果制定个性化的运动减肥处方。以心率为运动强度监控指标,目标心率＝安静心率＋心率储备×(20%～40%)❶。选择运动强度易于监控且持续时间足够长的运动项目,同时考虑研究对象的主观接受度,主要运动方式有:慢骑自行车、快走、游泳、慢跑、有氧操等。持续 4 周,每周运动 6 天,每天 2 次,单次持续时间在 2～2.5 小时,运动由专职教练指导,由专人进行强度监控,封闭训练两周后重复运动负荷试验,依据试验结果修正运动方案。

根据体重、基础代谢率、运动消耗等计算每天热能需求量,制定个体化饮食方案。保证足量蛋白质供给,适当减少高脂肪、高热量的食物供给,增加蔬菜水果的供应量。碳水化合物约占总能量的 55%～65%,脂肪占 10%～15%,蛋白质占 20%～35%。一日三餐热量配备比例约为 3∶4∶3。尤其注意必需氨基酸、必需脂肪酸和维生素的供给,配置含钾、钙离子的运动饮料。

4.2.3 测试指标及设备

运动减肥前后由经过培训并认证合格的测试人员使用标准技术方法进行人体测量。研究对象入营第 1 天及出营前 1 天测试身体形态指标,具体指标有身高、体重、腰围(WC)、臀围及派生指标 BMI[BMI＝体重(cm)/身高(m²)]、腰臀比[WHR＝腰围(cm)/臀围(cm)]、腰围身高比[WhtR＝腰围(cm)/身高

❶郭吟,陈佩杰,陈文鹤.4 周有氧运动对肥胖儿童青少年身体形态、血脂和血胰岛素的影响.中国运动医学杂志,2011,30(5):426-431

（cm）〕等。

研究对象分别于入营后第 1 天和 4 周训练结束前一天晨起空腹状态应用促凝管采集肘静脉血 5 毫升，分离血清，－20 摄氏度冰箱保存待测。具体指标有甘油三酯（TG）、总胆固醇（CH）、低密度脂蛋白胆固醇（LDL-C）、高密度脂蛋白胆固醇（HDL-C），并计算 CH/HDL-C 及 LDL-C/HDL-C 值。指标均使用艾迪康医学检验中心提供的贝克曼库尔特 AU680 生化分析仪测试。

4.2.4 统计学分析

所有数据均采用均数±标准差（X±SD）表示，采用 IBM SPSS Statistics 19.0 统计软件对减肥前后数据进行配对样本 t 检验。以 $P < 0.05$ 表示具有统计学显著性意义，$P < 0.01$ 表示具有非常显著性意义，应用 Pearson 相关系数作线性相关分析。

4.3 研究结果

4.3.1 运动减肥对研究对象身体形态学指标的影响

由表 4-2 可以看出经过持续 4 周的运动减肥之后，男女研究对象在体重、腰围、BMI、WHR、WhtR 等指标上出现了非常显著的下降（$P < 0.01$）。

表 4-2　研究对象运动减肥前后形态学指标变化

性别	男（$n=156$）		女（$n=109$）	
时间	减肥前	减肥后	减肥前	减肥后
体重（kg）	91.65±16.20	83.77±14.91**	77.49±13.99	73.31±15.56**
WC（cm）	101.38±10.55	92.00±10.35**	92.64±11.51	86.90±11.07**
BMI	31.36±4.00	28.56±3.65**	30.10±4.83	28.35±5.27**
WHR	0.93±0.06	0.91±0.06**	0.88±0.07	0.86±0.06**
WhtR	0.59±0.06	0.54±0.06**	0.58±0.07	0.54±0.07**

注：**表示与运动减肥前相比 $p < 0.01$，*表示 $p < 0.05$，表 4-3、表 4-4 同此。

4.3.2 运动减肥对研究对象血脂指标的影响

由表 4-3 可以看出无论男性还是女性研究对象，在 4 周运动减肥之后 CH、TG、HDL-C、LDL-C 等血脂相关指标以及派生指标 CH/HDL-C 和 LDL-C/HDL-C 与减肥前相比均出现了非常显著的降低（$P < 0.01$）。

表 4-3　运动减肥前后血脂指标变化

性别	男($n=156$)		女($n=109$)	
时间	减肥前	减肥后	减肥前	减肥后
CH(mmol/L)	4.65±1.04	3.59±0.75**	4.49±0.85	3.86±0.72**
TG(mmol/L)	1.47±0.77	0.87±0.37**	1.17±0.44	0.98±0.37**
HDL-C(mmol/L)	1.23±0.26	1.13±0.25*	1.23±0.27	1.15±0.31*
LDL-C(mmol/L)	2.77±0.77	2.06±0.70**	2.75±0.66	2.33±0.66**
CH/HDL-C	3.89±0.94	3.28±0.85**	3.79±0.91	3.50±0.88**
LDL-C/HDL-C	2.33±0.70	1.91±0.73**	2.33±0.67	2.14±0.80**

4.3.3　运动减肥前后形态学指标与血脂指标相关性分析

如表 4-4 所示,男性青少年腰围、BMI、WHR 分别与 CH、TG、LDL-C、CH/HDL-C、LDL-C/HDL-C 呈正相关,与 HDL-C 呈负相关;WhtR 与 CH、TG、LDL-C、CH/HDL-C、LDL-C/HDL-C 呈正相关。女性青少年腰围与 TG、LDL-C、CH/HDL-C、LDL-C/HDL-C 呈正相关,与 HDL-C 呈负相关;BMI、WHR、WhtR 分别与 TG、CH/HDL-C、LDL-C/HDL-C 呈正相关,与 HDL-C 呈负相关。

表 4-4　运动减肥前后形态学指标与血脂指标相关性分析

指标	性别	CH	TG	HDL-C	LDL-C	CH/HDL-C	LDL-C/HDL-C
WC (cm)	男($n=156$)	0.216**	0.238**	−0.142*	0.189**	0.294**	0.233**
	女($n=109$)	0.067	0.317**	−0.302**	0.120*	0.395**	0.358**
BMI	男($n=156$)	0.163**	0.210**	−0.190**	0.165**	0.285**	0.244**
	女($n=109$)	0.056	0.226**	−0.304**	0.101	0.376**	0.330**
WHR	男($n=156$)	0.157**	0.237**	−0.102*	0.116*	0.226**	0.154**
	女($n=109$)	−0.005	0.251**	−0.255**	0.037	0.253**	0.219**
WhtR	男($n=156$)	0.257**	0.295**	−0.111	0.222**	0.316**	0.252**
	女($n=109$)	0.072	0.288**	−0.287**	0.125	0.372**	0.334**

4.4 讨论

许多研究表明,肥胖是诱发心血管疾病的独立危险因素[1],而介导肥胖与心血管疾病的首要因素便是脂代谢紊乱,三者间存在密切联系[2]。我国儿童青少年肥胖率不断升高,血脂异常检出率也随之逐年上升,仅在北京地区 2007 年学龄儿童血脂异常总检出率就达 9.61%[3],青少年时期的血脂异常如若不采取适当的防治措施,往往会延续到成年,进而引发心血管疾病,危害人们的身体健康。本研究通过运动减肥这一安全、简单、有效和经济的减肥手段,探讨运动减肥对肥胖青少年形态学指标及血脂水平的影响,并探讨血脂比值在评价减肥效果中的应用价值,为运动减肥实践及临床研究中如何控制青少年肥胖、血脂异常等提供一定参考。

4.4.1 运动减肥对肥胖青少年形态学指标的影响

本研究结果显示经过 4 周的运动减肥,男、女研究对象身体形态学指标发生了明显的变化,身体形态更为匀称。研究对象的体重、腰围、臀围、BMI 、WHR、WhtR 等均显著下降。

评价肥胖的简易指标 BMI、WC、WHR 及 WhtR 等以其较强的实用性和可操作性而为众多学者所采用。BMI 是目前国际公认的标准,常用于衡量人体胖瘦程度以及是否健康。但是 BMI 存在一定的局限性,它无法反映人体的脂肪分布情况和肥胖类型,更无法精确反映人体的脂肪含量[4]。腰围(WC)及腰臀比(WHR)是腹型肥胖的简易评价指标,能够较好地反映腹部皮下脂肪和内脏脂肪的堆积程度。腹型肥胖以 WHR 男≥0.9、女≥0.85 为标准[5]。WC 在评价肥胖时也存在一定的局限性,如 WC 在男女人群中的分布存在较大的差异,且受

---

[1] Manson JE, Colditz GA, Stampfer MJ, et al. A prospective study of obesity and risk of coronary heart disease in women[J].N Engl J Med. 1990,32(2): 882-889.

[2] Ma GS,Ji CY,Mi J,et al. Waist circumference reference values for screening cardiovascular risk factors in Chinese children and adolescents[J].Biomed Environ Sci,2010,23(1):21-31.

[3] 刘颖,米杰,杜军保.北京地区 6 ~18 岁儿童血脂紊乱现况调查[J].中国实用儿科杂志,2007,22(2):101-102.

[4] 黄津虹,齐玉刚,王洪泱.大学生体脂率与 BMI 指数的相关分析[J].天津轻工业学院学报,2003,18(4):64-67.

[5] 王文绢,王克安,李天麟,等.体重指数、腰围和腰臀比预测高血压、高血糖的实用价值及其建议值探讨[J].中华流行病学杂志,2002,23(1):16-19.

身高的影响较大等。腹型肥胖较全身性肥胖或下半身肥胖,更易发生糖、脂代谢紊乱、高血压等疾病,其原因可能是腹型肥胖会直接影响脂肪酸和全身的脂代谢[1]。近年来随着人们对脂肪聚集腹部带来的危害的认识加深[2][3],WHtR 作为评价腹型肥胖的有效指标越来越受到学者的重视。新近研究发现,WHtR 可用于评价腹型肥胖,该指标与 WC 显著相关,其评价效果甚至优于 WC,WHtR 在实际运用中受性别和身高等指标影响较小,一般习惯上以 0.5 作为 WHtR 正常值临界点[4]。本研究中男女受试对象 WHtR 均呈现不同程度的下降,由于运动干预仅持续 4 周,所以研究对象肥胖程度有所降低但仍高于 0.5 的临界水平。一些研究指出,WHtR 可以较好地预测 2 型糖尿病、心血管疾病的发生及流行情况,其预测效力要优于 BMI、WC[5]。

4.4.2 运动减肥与脂代谢

脂类物质在人体能够发挥一系列重要的生理功能,人体中多数脂类物质以甘油三酯的形式储存于脂肪组织中,血脂虽然仅占很少比例,但却能够直观反映人体内脂类代谢情况[6]。肥胖能够显著影响血脂水平,肥胖症患者中高血脂患病率为 23%~40%,检出率远高于正常人群。目前对于肥胖导致脂代谢紊乱的确切机制尚不完全明确,与遗传、生活方式、代谢性炎症等均存在密切联系,最新的研究发现 miRNA 在脂肪酸和胆固醇代谢中起重要作用,miRNA 未来可能成为人们治疗脂代谢紊乱相关疾病的关键[7]。有研究显示青少年时期脂质

---

[1] 彭澍,赵瑛.体重指数、体脂肪率与高脂血症关系的研究[J].海南医学,2006,17(9):20-21.

[2] Moreno, L. A.Pineda, I.Rodriguez,et al.Waist circumference for the screening of the metabolic syndrome in children [J].Acta Paediatr,2002 ,91(12):1307-1312.

[3] Okosun, I. S.Liao, Y.Rotimi, C. N.et al. Predictive values of waist circumference for dyslipidemia, type 2 diabetes and hypertension in overweight White, Black, and Hispanic American adults[J].Clin Epidemiol,2000,53(4):401-408.

[4] 吴红艳,陈璐璐,郑涓,等.腰围/身高比值与 2 型糖尿病患者胰岛素抵抗及胰岛 β 细胞功能的关系[J].中国现代医学杂志,2008,18(4):496-498.

[5] 广东省糖尿病流行病学调查协作组.腰围/身高比值预测糖尿病和高血压的有效的腹型肥胖指标[J].中华内分泌代谢杂志,2004,20(3):272-275.

[6] 郭吟,肖焕禹,王业玲,等.运动干预对肥胖老年女性身体形态和血脂的影响[J].上海体育学院学报,2011,35(5):42-45.

[7] 荆文,路瑛丽,冯连世,等.miRNA 对脂代谢的调节[J].中国运动医学杂志,2013,32(12):1129-1135.

代谢紊乱会发展成为成年后心血管疾病的重要危险因素[1]。邹大进指出腹部脂肪的过度堆积是心血管危险的最佳预测因子[2]。

肥胖人群血脂异常的主要表现是 CH、TG、LDL-C 的升高及 HDL-C 的降低。本研究中受试者在运动减肥前已经出现不同程度的血脂异常表现,经 4 周运动减肥后 CH、TG、LDL-C 明显得到改善。而 HDL-C 出现进一步的降低,这一现象与詹晓梅、晋娜等人的研究结果相一致,但与周勇等人的研究相左[3][4][5]。分析原因一方面可能由于 CH、TG、LDL-C 的显著性降低使得外周血液中脂质成分总量降低,而作为将脂类由外周转运至肝脏分解代谢的运载工具 HDL-C 也出现调节性的降低,来保持体内脂代谢的动态平衡。另一方面可能与运动干预持续时间不同所致。有研究显示,持续锻炼 12 周以上,运动强度高于 75％最大摄氧量的有氧运动,才能明显提高 HDL-C 水平[6]。

越来越多的研究发现运用单一的血脂指标分析人体血脂代谢情况往往偏差较大,血脂代谢紊乱是多因素协同作用所致,故本研究纳入 CH/HDL-C、LDL-C/HDL-C 两个指标。Fernandez 等人的研究显示,运用 LDL-C/HDL-C 诊断脂质代谢紊乱相关疾病的价值要远高于单一的评价 LDL-C 和 HDL-C[7]。Borden 的研究证实 CH/HDL-C 能够更准确地反映冠心病的发生风险[8]。国内的一些相关研究也证实 CH/HDL-C、LDL-C/HDL-C 综合指标能够更准确的评

[1] Miller J,Rosenbloom A,Silverstein J.Childhood Obesity[J].Clin Endocrinol Metab ,2004,8(9):4211-4218.

[2] 邹大进,吴鸿.肥胖症及脂代谢紊乱的诊断[J].国际内泌代谢杂志,2006,26(1):1-4.

[3] 詹晓梅,潘珊珊,陈文鹤,等.运动干预对肥胖青少年体成分、血脂、胰岛素抵抗及超敏 C 反应蛋白的影响[J].上海体育学院学报,2012,36(6):62-66.

[4] 晋娜,陈文鹤.有氧运动结合饮食控制对重度肥胖症患者身体形态、血脂和心率的影响[J].中国康复医学杂志,2012,27(11):1049-1052.

[5] 周勇,赵霞,张玉朝,等.运动减肥人体体态与血脂变化及其相关性研究[J].陕西师范大学学报(自然科学版),2006,34(4):95-98.

[6] Stein,R. A.Michielli,D. W.Glantz,M. D.,et a l. Effects of different exercise training intensities on lipoprotein cholesterol fractions in healthy middle-aged men[J].Am Heart J,1990,11(9):277-283.

[7] Fernandez,M. L.Webb,D. The LDL to HDL cholesterol ratio as a valuable tool to evaluate coronary heart disease risk[J].Am Coll Nutr,2008,27(1):1-5 .

[8] Borden,W. B.Davidson,M. H.Updating the assessment of cardiac risk:beyond Framingham[J].Rev Cardiovasc Med,2009,10(2):63-71.

估心血管疾病、儿童代谢性疾病的风险❶❷❸。本研究中我们发现尽管 HDL-C 出现了下降,但是 CH/HDL-C、LDL-C/HDL-C 两个指标均出现了高度显著性的下降,也就是说 HDL-C 绝对值出现了降低,但是对于 CH、LDL-C 出现了相对性的升高,研究对象血脂代谢向着更有利健康的方向变化。在与身体形态指标 WC、BMI、WHR、WhtR 的相关性分析中我们发现 CH/HDL-C、LDL-C/HDL-C 两项指标与之关联度也较大,要高于单一血脂指标。

4.5 结论

4 周有氧运动结合饮食控制的减肥方式,能够明显降低肥胖青少年体重,改善腰围、臀围等身体形态指标。4 周有氧运动结合饮食控制的减肥方式能够改善 CH、TG、LDL-C 等脂代谢相关指标,同时伴有 HDL-C 的绝对值下降,但对于 CH、LDL-C 出现相对性的升高,CH/HDL-C、LDL-C/HDL-C 与减肥前相比均出现了非常显著的降低,与 WC、BMI、WHR、WhtR 的变化呈显著的正相关。CH/HDL-C、LDL-C/HDL-C 可成为运动减肥效果的评价指标。

（该文收录于中国运动医学杂志,2014,33(8):759-763.作者:刘敏,陈文鹤,冯连世）

❶ 刘新峰,关玲霞,丁水印,等.血清 Hcy、UA 和 TC/HDL-C 比值与心绞痛患者冠脉病变的关系[J].中国现代医学杂志,2013,23(36):103-106.
❷ 何光朝,郭纪群,葛均波,等.血脂各成分及其比值与冠状动脉粥样硬化程度的关系[J].中华临床医师杂志(电子版),2013,7(16):7427-7431.
❸ 朱纯亮,钟天鹰,戈建军,等.LDL-C/HDL-C 比值在儿童代谢性疾病中检测的意义[J].江苏医药,2012,38(14):1714-1715.

第 5 章 肥胖诱发高血压的机制研究进展

　　肥胖与高血压往往呈现并发状态。早在 1948 年世界卫生组织（WHO）第六版国际疾病分类（ICD）就将肥胖划归为疾病，并认为其与高血压、心血管疾病等的发生发展存在密切关系。如今 60 余年过去了，肥胖非但没有被征服，反而愈演愈烈发展成为全球性的健康问题。超重或肥胖是众多疾病的危险因素，这其中包括心血管疾病（CVA）、非胰岛素依赖糖尿病（NIDDM）、癌症、脂肪肝、阻塞性呼吸暂停综合征等。肥胖也是高血压致病的独立危险因素[1]。近年来肥胖诱发高血压的致病机制研究愈加深入，为疾病治疗提供了新的思路和方向。本部分将就肥胖诱发高血压致病机制研究进展进行综述。

　　肥胖诱发高血压是一个慢性过程，其确切机制尚不明确，存在诸多影响因素，其中包括交感神经系统（SNS）的过度激活、肾素－血管紧张素－醛固酮系统（RAAS）激活、代谢调节异常（如高胰岛素血症、脂肪因子失衡等）、血管结构功能改变、钠潴留等。这些因素或独立或联合作用于肥胖诱发高血压的过程（见图 5-1，图 5-2）。

---

[1] Jordan J，Yumuk V，Schlaich M，et al. Joint statement of the European Association for the Study of Obesity and the European Society of Hypertension：obesity and difficult to treat arterial hypertension[J]. Hypertens，2012，30(6)：1047-1055.

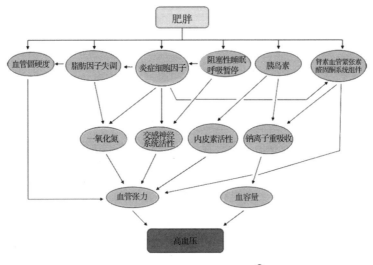

图 5-1　肥胖与高血压关系图❶

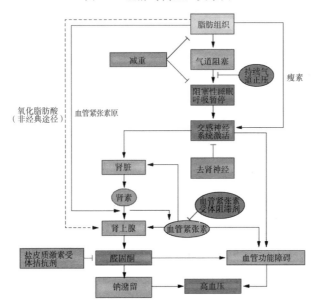

图 5-2　肥胖与高血压关系图❷

❶ Aghamohammadzadeh R，Heagerty A. M. Obesity-related hypertension：epidemiology，patho-physiology，treatments，and the contribution of perivascular adipose tissue[J]. Ann Med，2012，44（1）：74-84.

❷ DeMarco V.G，Aroor A.R，Sowers J.R. The pathophysiology of hypertension in patients with obesity[J]. Nat Rev Endocrinol，2014，10（6）：364-376.

5.1 SNS 的过度激活

心血管的交感传出神经可分为压力敏感、温度敏感及糖敏感三个类型。压力敏感纤维构成了最大的一组心血管交感传出神经,它主要负责调控肾上腺释放去甲肾上腺素促使外周血管收缩。温度敏感纤维构成皮肤血管收缩神经,对温度、情绪、过度通气等变化做出反应。糖敏感纤维在运动或低血糖时被激活,主要负责对肾上腺髓质释放肾上腺素进行调控。高血压的最主要特征是外周阻力增大使血压升高,神经调节是血压调节的一个很重要的方面,因此在探讨高血压的致病机制时交感神经在其中的作用不可忽视。研究表明 SNS 的过度激活促进了肥胖诱发高血压。其作用机制可能是 SNS 的过度激活促进了肾脏的重吸收作用及损害压力利钠作用。SNS 活动,特别是肾交感神经系统(RSNS)的活动在肥胖者身上是增强的。高脂高糖饮食能够强烈刺激 α 和 β 肾上腺素能受体,导致交感神经活动增强和高血压[1]。在肥胖高血压患者身上使用 α 和 β 肾上腺素能受体阻断剂一个月后与消瘦的高血压患者相比能够显著地降低血压。这表明肾上腺素能活性的增加在肥胖诱发高血压过程中发挥一定作用。研究显示肥胖对于 SNS 的激活是有选择性的,如与精瘦人群相比在肥胖人群中心脏 SNS 活动正常或减少,心率的增加主要归因于副交感神经系统活动的减弱,而不是交感神经系统活动的增加。而肥胖高血压患者中肾脏和骨骼肌中交感神经系统活动度是增加的。肥胖对 SNS 的激活也存在着脂肪分布及种族差异。例如 Weyer 等人的研究发现印第安人虽然与白人相比具有较高的肥胖率,但是高血压发病率却较低,他们 SNS 的活跃度是低于白人的[2],可能与相关遗传基因的表达不同有关。Alvarez 发现内脏肥胖比下肢脂肪和皮下脂肪堆积更容易引起交感神经系统的激活[3]。其确切机制尚不清楚,可能与内脏脂肪堆积更容易引起对内脏器官的物理性压迫有关。

[1] Rocchini A.P, Yang J.Q, Gokee A. Hypertension and insulin resistance are not directly related in obese dogs[J]. Hypertension,2004,43(5): 1011-1026.

[2] Weyer C, Pratley R.E, Snitker S, Spraul M, Ravussin E, Tataranni P.A. Ethnic differences in insulinemia and sympathetic tone as links between obesity and blood pressure [J]. Hypertension,2000,36(4): 531-537.

[3] Alvarez G.E, Beske S.D, Ballard T.P, Davy K.P. Sympathetic neural activation in visceral obesity[J]. Circulation,2002,106(20): 2533-2546.

5.1.1 高胰岛素血症

高胰岛素血症在很多肥胖者身上存在,这是机体对胰岛素抵抗的一种代偿机制。目前对于胰岛素对 SNS 激活的研究结果并不统一。Armitage 等的研究发现在高脂饮食的肥胖高血压兔子模型上,肾交感神经系统过度激活可能与胰岛素抵抗存在相关[1]。临床研究发现,胰岛素水平正常者交感神经兴奋性要显著低于胰岛素抵抗者,且胰岛素分泌水平可作为交感神经激活的独立预测因子[2]。胰岛素释放降低血糖,起到活化交感神经系统的作用。此外,血管舒张能够增加肌肉对葡萄糖的摄取和氧的需求,导致激活压力感受性反射和增强肌肉 SNS 活动。胰岛素也可能直接引起中枢神经系统的兴奋[3]。急性注射胰岛素可以引起钠离子的重吸收,同时提高 SNS 兴奋性,进而提高血压。而慢性的高胰岛素血症由于存在一定的扩张外周血管的作用,其表现出的结果是导致血压降低而非升高。在胰岛素抵抗及胰岛素舒张血管效应抵抗的狗身上,高胰岛血症并没有引起动脉血压的升高。

5.1.2 高游离脂肪酸(FFA)浓度

肥胖高血压患者拥有较高的游离脂肪酸(FFA)浓度,FFA 的升高能够通过 α 肾上腺素能激动剂显著地提高血管反应[4]。高水平 FFA 还能够引起外周循环中强烈的缩血管作用。FFA 能够通过肝脏间接地激活 SNS[5]。但是 NEFA 激活 SNS 的确切机制目前尚不清楚。

5.1.3 压力感受性反射敏感性下降

人们在体重增加过程中,压力感受性反射敏感性是下降的。这已经在动物

[1] Armitage J. A, Burke S. L, Prior L. J, et al. Rapid onset of renal sympathetic nerve activation in rabbits fed a high-fat diet[J]. Hypertension,2012,60(1)：163-171.

[2] Straznicky N.E, Lambert G.W, Masuo K, et al. Blunted sympathetic neural response to oral glucose in obese subjects with the insulin-resistant metabolic syndrome[J]. Am J Clin Nutr,2009,89(1)：27-36.

[3] Grassi G, Quarti-Trevano F, Seravalle G, Dell'Oro R, Dubini A, Mancia G. Differential sympathetic activation in muscle and skin neural districts in the metabolic syndrome[J]. Metabolism,2009,58(10)：1446-1451.

[4] Stepniakowski K.T, Goodfriend T.L, Egan B.M. Fatty acids enhance vascular alpha-adrenergic sensitivity[J]. Hypertension,1995,25(2)：774-778.

[5] Grekin R.J, Dumont C.J, Vollmer A.P, et al. Mechanisms in the pressor effects of hepatic portal venous fatty acid infusion[J]. Am J Physiol,1997,273(2)：324-330.

模型身上得到验证[1]。例如,Davis 的研究发现[2],成年肥胖 Zucker 鼠的压力反射控制肾交感神经的能力明显低于非肥胖 Zucker 鼠。当动脉压力增加时动脉压力感受性反射能够急性抑制交感神经活性,交感活性的抑制能够减轻动脉压力的上升,这一点已经十分明确。目前的研究结果显示,在长期慢性高血压患者身上压力感受性反射功能往往是受损的[3]。Belinda 等的研究发现食诱肥胖会严重损害有髓主动脉压力感受器对心率的控制,还包括副交感神经系统(PNS)和 SNS 的组件[4]。压力感受性反射功能紊乱是否对激活 SNS 加重高血压起到作用,目前尚不完全清楚。Lohmeier 等人通过建立 6 周喂养高脂饮食与正常饮食狗动物模型,比较发现高脂饮食的动物较对照体重明显增加、平均动脉压明显增高、心率明显增快。另外,大脑切片的免疫组化研究显示,肥胖狗孤束核和延髓尾端腹外侧区的 Fos 样免疫反应蛋白(Fos-Li)阳性细胞数是对照组的 3~5 倍。证实在肥胖性高血压中,介导压力感受性反射的中央神经元被慢性激活。因此,肥胖性高血压中交感活性的压力感受性反射抑制可能是一个长期的代偿反应。结合该研究结果,交感活性压力感受性反射控制的受损引起了肥胖性高血压晚期的交感激活和血压增高[5]。

5.1.4 睡眠呼吸暂停综合征(OSA)

睡眠呼吸暂停综合征是指每晚 7 小时睡眠中,以出现呼吸暂停及低通气发作 30 次以上和(或)呼吸暂停通气指数≥5 次/小时为主要特征的一系列疾病。其确切病因目前尚不明确,但是存在以下危险因素。

(1)年龄、性别因素。随年龄的增长其患病风险也相应提高,更年期之前男性患病率高于女性,更年期后女性高于男性。

(2)肥胖。有研究指出肥胖者患 OSA 的概率是非肥胖者的三倍,约有 40%

[1] Huber D.A, Schreihofer A.M. Attenuated baroreflex control of sympathetic nerve activity in obese Zucker rats by central mechanisms[J]. Physiol. 2010,588(9): 1515-1525.

[2] Davis G. Baroreflex and somato-reflex control of blood pressure, heart rate and renal sympathetic nerve activity in the obese Zucker rat[J]. Exp Physiol,2011, 96(7): 623-634.

[3] Grassi G, Seravalle G, Dell'Oro R, et al. Adrenergic and reflex abnormalities in obesity-related hypertension[J]. Hypertension,2000,36(4): 538-542.

[4] McCully B. H, Brooks V. L, Andresen M. C. Diet-induced obesity severely impairs myelinated aortic baroreceptor reflex responses[J]. Am J Physiol Heart Circ Physiol,2012, 302(10): 2083-2091.

[5] Lohmeier T.E, Warren S, Cunningham J.T. Sustained activation of the central baroreceptor pathway in obesity hypertension[J]. Hypertension,2003,42(1): 96-102.

的肥胖患者会出现 OSA,约有 70% 的 OSA 患者存在不同程度的肥胖。Lopez 等人做的一项回顾性研究发现 290 名 OSA 患者中平均 BMI 达到 $52kg/m^2$,OSA 在肥胖人群中随 BMI 的升高而增加❶。肥胖导致呼吸道周边脂肪过度堆积使上呼吸道狭窄,仰卧时多余脂肪受重力作用进一步压迫本已狭窄的上呼吸道,使其发生更严重的塌陷闭塞,最终导致呼吸暂停。中心性肥胖者往往腹内压较大使膈肌上移,肺通气功能受其影响,睡眠期间更易产生呼吸道闭塞。

(3)上呼吸道的解剖结构出现异常。先天性的鼻咽部结构异常、颌面畸形等均可引发该病。

(4)长期服用镇静催眠药或饮酒。

(5)内分泌类疾病。

(6)神经性疾病。

大量研究表明 OSA 与高血压存在密切联系,50%～60% 的 OSA 患者伴有高血压,50% 的高血压患者会合并 OSA。历经约半个世纪的相关研究,人们发现了 OSA 引发高血压的可能机制,学者认为 OSA 导致的反复缺氧、高碳酸血症、微觉醒、胸腔负压变大等因素引起的神经体液调节改变与高血压的发病机制相关。OSA 影响肥胖高血压的确切机制尚不明确,但是与 OSA 引发的抑制心肌收缩性,激活交感神经系统,提高血压、心率、心肌壁应力,抑制副交感神经活动,引起氧化应激和系统性炎症反应,激活血小板,损害血管内皮功能有一定的关系❷。OSA 引发 SNS 激活的机制可能与间歇性缺氧和二氧化碳潴留刺激化学感受器兴奋,引发肌肉 SNS 响应有关,换言之,OSA 可能会加重 SNS 激活。

5.1.5　瘦素－黑皮质素系统(leptin-melanocortin system)

脂肪因子在 SNS 激活机制中可能发挥重要作用,目前研究较为深入的指标是瘦素－黑皮质素系统(leptin-melanocortin system)。瘦素由白色脂肪组织产生,进入外周血后,处于游离或与受体结合形成二聚体状态,进而激活下游相关信号转导通路,作用于包括中枢和外周的多个位点,影响机体许多生理系统及代谢通路。多项研究表明在严重肥胖症患者身上高水平的瘦素可以导致

❶ Lopez P.P, Stefan B, Schulman C.I, et al. Prevalence of sleep apnea in morbidly obese patients who presented for weight loss surgery evaluation: more evidence for routine screening for obstructive sleep apnea before weight loss surgery[J]. Am Surg,2008,74(9): 834-848.

❷ Bradley TD, Floras JS. Obstructive sleep apnoea and its cardiovascular consequences[J]. Lancet,2009,373(9): 82-93.

SNS 激活和动脉血压的升高。Harlan 等人发现剔除肥胖高血压小鼠下丘脑弓状核的瘦素受体,可抑制肾交感神经激活同时高血压也显著降低[1]。尽管瘦素缺乏的老鼠身上存在极度肥胖、胰岛素抵抗、血脂异常等问题,但是却没有发生高血压。Ozata 等人的研究发现瘦素基因突变的儿童身上也存在同样的问题,他们患有早发性肥胖症、代谢综合征,但是血压却处于正常水平。这些证据暗示了瘦素与高血压存在密切联系。瘦素在 SNS 激活过程中的作用可能是通过阿片—促黑素细胞皮质素原—黑皮质素 3/4 受体(POMC-MC3/4R)通路(见图 5-3)的激活介导瘦素对 SNS 激活和血压的影响。POMC 神经元与 LR(瘦素受体)共定位或很接近于包含 LR 的下丘脑神经元[2]。瘦素在下丘脑增加了 POMC 表达,从而提高了 MC3/4Rs 的内源性配体 α 促黑激素产生量。证据表明,POMC-MC3/4R 通路激活对瘦素影响血压起到主要的介导作用,POMC 神经元在去除了 LR 之后,能够阻断血压的升高,使用药物拮抗 MC3/4Rs 之后能够完全阻断瘦素刺激肾交感神经(RSNA)和升压影响[3]。瘦素—POMC 激活对血压的影响,发挥主要作用的是 MC4R 而不是 MC3R,研究发现在缺失 MC4R 的肥胖和不肥胖老鼠中慢性注射瘦素均没有使其血压升高,这表明 MC4R 的缺失阻断了瘦素对血压的慢性影响,而不是肥胖导致的瘦素抵抗引起的[4]。

[1] Harlan SM, Morgan D.A, Agassandian K, et al. Ablation of the leptin receptor in the hypothalamic arcuate nucleus abrogates leptin-induced sympathetic activation[J]. Circ Res, 2011,108(7):8-12.

[2] Cone RD. Studies on the physiological functions of the melanocortin system[J]. Endocr Rev, 2006,27(7):36-49.

[3] da S.A, Kuo J.J, Hall J.E. Role of hypothalamic melanocortin 3/4-receptors in mediating chronic cardiovascular, renal, and metabolic actions of leptin[J]. Hypertension,2004,43(6):1-7.

[4] Tallam L.S, da S.A, Hall J.E. Melanocortin-4 receptor mediates chronic cardiovascular and metabolic actions of leptin[J]. Hypertension,2006,48(1):58-64.

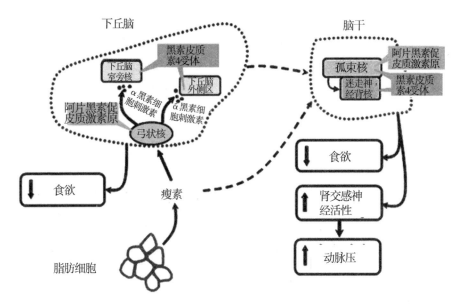

图 5-3　POMC-MC3/4R 通路图示

5.2 肾素－血管紧张素－醛固酮系统(RAAS)激活

RAAS 是人体中已知的最重要的血压控制系统之一❶❷❸。RAAS 的研究由来已久,1898 年人们首次发现肾脏组织的提取液可使血压升高,这种物质被称之为肾素。到 20 世纪 50 年代人们已经明确外周循环中存在完整的 RAAS。近年来 RAAS 及其组分依旧是心血管疾病研究领域的热点,RAAS 新的成员、新的受体、新的调节物和新的药物等不断问世。

肾素(REN)是一种分子量为 37000～40000 的多肽类物质,因其活性部的氨基酸被共价修饰后可被不可逆抑制,故被归为天门冬氨酸蛋白水解超家族。肾素由肾小球旁器的球旁细胞释放,经肾静脉入血,它能催化肝脏所分泌的血管紧张素原(AGT),使其转变成血管紧张素Ⅰ－AngⅠ。AngⅠ在血管紧张素

❶李新立.追本溯源,再看肾素血管紧张素醛固酮系统在中国人群高血压发病机制中的作用[J].中华高血压杂志,2011,19(2):104-108.

❷余振球.RAAS 系统在难治性高血压中的地位[J].中国心血管病研究杂志,2010(6):456-459.

❸张源明(审校).高血压:一种慢性低级别炎症性疾病[J].心血管学进展,2010,31(4):567-569.

转换酶的进一步作用下,降解为 Ang Ⅱ,Ang Ⅱ 可由氨基肽酶作用水解为 Ang Ⅲ。Ang Ⅱ 在 RAAS 中占据核心位置,Ang Ⅱ 具有很强的生物活性,具有强烈的缩血管作用,是目前已知的内源性升压物质中作用最强的激素之一,其升压作用大约是肾上腺素的 10～40 倍。Ang Ⅱ 可以刺激肾上腺皮质球状带,促使 ALD 分泌,促进钠离子及水分的再吸收,刺激交感神经节增加去甲肾上腺素分泌,增加交感神经递质和提高特异性受体的活性等,使血压升高。Ang Ⅱ 还可反馈性抑制 REN 的分泌并刺激肾脏分泌前列腺素(PG),使血压保持在正常水平。由 REN 到 ALD 合成的调解系统被称为 RAAS。

人体和动物实验表明 RAAS 激活在肥胖诱导高血压中扮演重要角色[1]。在肥胖症患者尤其是内脏肥胖者身上,血浆肾素、血管紧张素、血管紧张素转换酶、醛固酮等指标均是升高的[2][3]。肾素分泌增加和 RAAS 激活的可能机制是以下两点。

(1)增加髓袢氯化钠的重吸收,减少氯化钠输送至致密斑。

(2)肾交感神经激活。

目前对于肥胖者 Ang Ⅱ 升高的确切机制尚不明确,但 RAAS 的激活促进了肥胖诱发高血压是显而易见的。Robles 等人给予肥胖狗 Ang Ⅱ 拮抗剂和 ACE 抑制剂,可明显缓解钠潴留、血容量扩张、动脉血压升高等[4]。肥胖者的 Ang Ⅱ 升高血压的作用是由于直接作用于肾还是激活 SNS 目前尚不清楚。Ang Ⅱ 在肾脏的直接保钠作用已经明确,Ang Ⅱ 也可以直接影响 SNS 活性[5]。

引人关注的是近年来学术界提出了局部 RAAS 的概念,人们发现 RAAS 不仅是传统意义上的内分泌系统,在心脏、大脑、肌肉、脂肪等组织器官中均发

---

[1] Hall J.E. Pathophysiology of obesity hypertension[J]. Curr Hypertens Rep,2000,2(2): 139-147.

[2] Van Harmelen V, Ariapart P, Hoffstedt J, et al. Increased adipose angiotensinogen gene expression in human obesity[J]. Obes Res,2000,8(4): 337-341.

[3] Goodfriend T.L, Calhoun D.A. Resistant hypertension, obesity, sleep apnea, and aldosterone: theory and therapy[J]. Hypertension,2004,43(3): 518-524.

[4] Robles R.G, Villa E, Santirso R, et al. Effects of captopril on sympathetic activity, lipid and carbohydrate metabolism in a model of obesity-induced hypertension in dogs[J]. Am J Hypertens,1993,6(12): 1009-1015.

[5] Hall J.E, Brands M.W, Henegar J.R. Angiotensin Ⅱ and long-term arterial pressure regulation: the overriding dominance of the kidney[J]. J Am Soc Nephrol,1999,10 Suppl 12: S258-265.

现有RAAS组分的存在。这些组织或器官中的RAAS自成系统不依赖于循环血液RAAS组分。脂肪组织可以表达RAAS所有组分,有研究发现在人体和动物脂肪组织中AGT有着高度的表达,同时成熟的脂肪细胞可以分泌AGT❶,甚至有研究提出在大鼠身上有30%的循环AGT来自于脂肪组织❷,在高脂饮食的动物身上及肥胖的人体脂肪组织中AngⅡ均有过量的表达❸❹❺。机体在肥胖的状态下,脂肪组织局部及全身RAAS均被激活,实验研究表明,肥胖组织的RAAS受激素和营养物质的调节,且与肥胖程度密切相关。局部RAAS的活化可促进脂肪细胞的成熟与分化,促进新生血管形成与脂肪组织重构,增强脂肪细胞释放各种炎症因子,引起内皮细胞功能障碍、高血压、胰岛素抵抗、动脉粥样硬化、肿瘤等多种疾病❻❼。

　　脂肪组织局部RAAS的活化作用于肥胖相关高血压可能主要是通过促进RAAS的主要活性成分AngⅡ过量合成而实现的。AngⅡ与AT1R和AT2R这两种跨膜转运蛋白来实现其生物学功能❽。AngⅡ主要是与AT1R结合来实现其大多数的生理作用的。AT1R被激活后,刺激血管收缩促进醛固酮的释放、提高水钠重吸收与增加交感神经兴奋性来调节血压。局部RAAS对脂肪组

❶Engeli S, Schling P, Gorzelniak K, et al. The adipose-tissue renin-angiotensin-aldosterone system: role in the metabolic syndrome[J]. Int J Biochem Cell Biol,2003,35(6):807-825.

❷Darimont C, Vassaux G, Ailhaud G, Negrel R. Differentiation of preadipose cells: paracrine role of prostacyclin upon stimulation of adipose cells by angiotensin-Ⅱ. Endocrinology,1994,135(5):2030-2036.

❸Frederich R.C Jr, Kahn B.B, Peach M.J, et al. Tissue-specific nutritional regulation of angiotensinogen in adipose tissue[J]. Hypertension,1992,19(4):339-344.

❹Hainault I, Nebout G, Turban S, et al. Adipose tissue-specific increase in angiotensinogen expression and secretion in the obese (fa/fa) Zucker rat[J]. Am J Physiol Endocrinol Metab,2002,282(1):E59-66.

❺Van Harmelen V, Ariapart P, Hoffstedt J, Lundkvist I, Bringman S, Arner P. Increased adipose angiotensinogen gene expression in human obesity[J]. Obes Res,2000,8(4):337-341.

❻Cassis LA, Police SB, Yiannikouris F, et al. Local adipose tissue renin-angiotensin system[J]. Curr Hypertens Rep,2008,10(2):93-98.

❼Liang D, Liu HF, Yao CW, et al. Effects of interleukin 18 on injury and activation of human proximal tubular epithelial cells[J]. Nephrology (Carlton),2007,12(1):53-61.

❽Kagami S. Involvement of glomerular renin-angiotensin system (RAS) activation in the development and progression of glomerular injury[J]. Clin Exp Nephrol,2012,16(2):214-220.

织的代谢和生理学功能也发挥着重要作用,如 Ang Ⅱ可调节脂肪组织的血流,生长和代谢❶。

在高脂饮食的肥胖狗身上醛固酮拮抗剂明显削弱了钠潴留、高血压和肾小球高滤过。尽管 PRA 明显增高,醛固酮受体拮抗剂仍然阻止了钠潴留和高血压的发生。醛固酮拮抗剂明显削弱了肥胖相关的肾小球高滤过,这一事实可能对于保护肾脏具有重要意义。这一观点在动物实验中已经得到证实但是尚没有在肥胖人群中得到直接验证。

除此之外人们还发现在血管壁中存在完整的 RAAS,这与血管内皮细胞功能密切相关,可能参与了高血压的发病机制。1964 年 Gould 等最先证明了动脉组织中具有肾素活性,在后来的研究中证实了它的来源,它既可以从血管平滑肌中合成,也能够从血浆中摄取循环肾素。二者的分子结构略有不同,但其生物活性和生理功能基本一致。在此发现的基础上科研人员陆续在血管壁中发现了血管紧张素转换酶、血管紧张素原等 RAAS 组分。这都证明血管壁中存在完整的局部 RAAS,它可以不断生成血管紧张素 Ⅱ,作用于局部的血管平滑肌细胞使平滑肌收缩,对调节血管张力、维持外循环阻力及调节血压具有重要作用。血管壁中血管紧张素 Ⅱ能够激活血管紧张素 Ⅱ受体,循环血液 RAAS 中由于其浓度很低加之血管壁亲和力较弱导致二者很难结合。血管壁产生的血管紧张素 Ⅱ具有较高的局部浓度并可优先于血管壁中血管紧张素 Ⅱ受体结合,并以此提高其他受体的生物活性,促进循环血液 RAAS 中血管紧张素 Ⅱ与受体结合。血管壁中的血管紧张素 Ⅱ还有一个重要的生物学作用就是刺激前列腺素的合成,并且与之共同参与调解血管的舒张与收缩功能。

5.3 肥胖者肾脏结构和功能的改变

虽然肥胖是肾病主要原因的观点未得到认同,但考虑到终末期肾病(ESRD)的两个重要病因是糖尿病和高血压,这二者均与体重过度增加密切相关,肥胖对肾病的影响就显而易见了。近二十年来 ESRD 发病率迅速增加与肥胖和糖尿病的发病率增加是一致的。

---

❶Thethi T, Kamiyama M, Kobori H. The link between the renin-angiotensin-aldosterone system and renal injury in obesity and the metabolic syndrome[J]. Curr Hypertens Rep, 2012,14(2): 160-169.

5.3.1 腹部肥胖对肾脏的物理性压迫

腹型肥胖启动了几种变化,这些变化可导致肾脏受压和肾内压增加[1]。例如,腹内压按腹部矢状径成比例升高,有的人高达 35～40mmHg[2]。另外,腹膜后脂肪组织常包裹肾,并透过肾门进入肾髓窦,使肾承受额外的压力,导致肾内压升高。肥胖使肾髓质的细胞间质形成增加,进而加重肾内压和钠潴留。虽然肾的这些物理变化并不能解释体重快速增加所致的最初动脉血压升高,但可能有助于解释为什么腹型肥胖与高血压的关系较下身肥胖更为密切。

5.3.2 肥胖者肾脏早期结构和功能的改变

肥胖可以引起肾脏早期结构和功能的改变,最终发展为严重的肾脏疾病。高脂饮食 7 周的狗,其肾脏可见明显的结构改变[3]。这些变化包括 Bowman 囊腔扩大、肾小球转化生长因子 β 表达增加等。这些早期改变仅伴随轻度高血压和轻度的代谢异常,没有发生糖尿病。肥胖者常出现蛋白尿,且多在肾病参考范围内,此后即使未发生糖尿病或严重高血压也可出现进行性肾功能减退。

肥胖诱发肾脏机构功能改变的机制可能涉及到代谢异常和血流动力学的联合机制。肥胖引起显著的肾小球高滤过和肾小球前血管舒张,后者可使升高的动脉压力更好地传输到毛细血管。这些肾的血流动力学改变加之代谢异常,如高血糖、高血脂,可加重动脉血压升高引起的肾脏损害。

5.4 肥胖者心血管机能的改变

5.4.1 心输出量增加,心率升高

肥胖可诱导静息心率加快,主要是由副交感神经系统张力减弱,而不是交感神经系统的过度激活或固有心率加快引起[4]。肥胖也使许多组织的细胞外液量剧增、血流灌注增加。这些高灌注组织的血流总量可使静脉回流量和心输出

[1] Hall J.E, Jones D.W, Kuo J.J, et al. Impact of the obesity epidemic on hypertension and renal disease[J]. Curr Hypertens Rep,2003,5(5): 386-392.

[2] Sugerman H, Windsor A, Bessos M, Wolfe L. Intra-abdominal pressure, sagittal abdominal diameter and obesity comorbidity[J]. Intern Med,1997,241(1): 71-79.

[3] Henegar J.R, Bigler S.A, Henegar L.K, et al. Functional and structural changes in the kidney in the early stages of obesity[J]. Am Soc Nephrol,2001,12(6): 1211-1217.

[4] Van Vliet BN, Hall JE, Mizelle HL, Montani JP, Smith MJ Jr. Reduced parasympathetic control of heart rate in obese dogs[J]. Am J Physiol,1995,269(2): 629-637.

量增加❶。

体重增加所致的心输出量增加,部分由于多余脂肪组织额外需要血流。可是,肥胖也增加非脂肪组织血流,包括心、肾、胃肠道和骨骼肌❷。区域血流量增加的机制尚未完全阐明,但可能和氧耗和代谢率增加、局部血管扩张性代谢产物堆积以及器官和组织生长所致肥胖相关的代谢需求增加有关。

5.4.2 心脏肥厚,收缩、舒张功能受损

肥胖与离心和向心性心脏肥厚有关。另外,同等程度高血压患者中肥胖者的心脏肥厚较清瘦者更严重。由于肥胖者血流灌注和静脉回流增加,从而引起前负荷增加、心脏扩张,发生离心性左室肥厚(LVH)。血压升高也增加心脏后负荷,引起左室壁增厚。因此,肥胖合并血压升高时,心脏负荷增加更多,引起明显的LVH。高氯化钠的摄入常同时伴有高热量摄入,这加重了肥胖诱导的心脏肥厚,即使高盐饮食不增加动脉压时也是如此。

体重过度增加后,心功能也迅速发生改变。高脂饮食喂养12周的动物,其心脏充盈压升高、舒张功能异常,这些与左室顺应性下降有关,即使在肥胖早期也可发生上述变化。随着肥胖时间的进一步延长,也可发生收缩功能障碍。肥胖时的舒张和收缩功能异常的机制尚不明确,但可能涉及心脏结构改变如纤维化,以及功能改变如β肾上腺素受体信号途径受损;也可能出现肌细胞内脂质增加,导致反应性氧化物增加、细胞凋亡、胶原沉积。肥胖患者的这些心脏结构、功能的改变可明显增加并充血性心衰的危险。

5.5 血管功能障碍

内皮功能障碍和动脉僵硬度被认为是血管功能障碍的早期表现,在肥胖者身上血管功能障碍的发生要先于高血压前期和高血压的发生。有研究显示肥胖者中已经出现早期的内皮功能障碍及动脉粥样硬化的早期改变❸。而随着儿

---

❶Hall J.E, Jones D.W, Kuo J.J, et al. Impact of the obesity epidemic on hypertension and renal disease[J]. Curr Hypertens Rep,2003,5(5):386-392.

❷Carroll JF, Huang M, Hester RL et al. Hemodynamic alterations in hypertensive obese rabbits[J]. Hypertension,1995,26(3):465-470.

❸Oflaz H, Ozbey N, Mantar F, et al. Determination of endothelial function and early athero-sclerotic changes in healthy obese women[J]. Diabetes, nutrition & metabolism,2003,16(3):176-181.

童青少年肥胖的发病率不断攀升,诸多心血管疾病也呈现了早发态势,在一些相关研究中已经证实肥胖型儿童青少年已经发生血管内皮功能障碍[1]。诸多研究表明内皮功能障碍是介导高血压、动脉粥样硬化等心血管疾病的重要机制之一[2][3]。

肥胖与内皮功能介导的血管舒张受损有关,肥胖患者的体重下降可改善其血流介导血管舒张[4]。脂肪组织过多的老年、中年,甚至青年人(20～40 岁)可加速动脉僵硬,其评估指标为 BMI、腹部皮下脂肪增加、腰围增大、腰臀比增加。另外,高动脉脉搏波速——用于评估动脉僵硬的指标,与 BMI、腰围、腰臀比的增加明显相关,而与收缩压、种族、性别无关[5]。体重过度增加可削弱血管功能,这一重要作用甚至可见于儿童[6]。肥胖对血管的损伤机制可能是多种疾病相互作用的结果,包括血压升高、炎症、"脂毒性",而后者是由过度的脂肪酸非 β 氧化代谢、氧化应激、多重神经体液系统的激活所致。越来越多的证据表明,脂肪组织本身就是重要的细胞因子和其他因子的源头,这些因子引起血管周围炎症、氧化应激,并可促使内皮功能失调、血管僵硬,最终形成动脉粥样硬化[7]。

[1] Caballero AE, Bousquet-Santos K, Robles-Osorio L, et al. Overweight Latino children and adolescents have marked endothelial dysfunction and subclinical vascular inflammation in association with excess body fat and insulin resistance[J]. Diabetes Care, 2008,31(3): 576-582.

[2] Wong WT, Tian XY, Huang Y. Endothelial dysfunction in diabetes and hypertension: cross talk in RAS, BMP4, and ROS-dependent COX-2-derived prostanoids[J]. Cardiovasc Pharmacol,2013, 61(3): 204-214.

[3] Kotani K, Tsuzaki K, Taniguchi N, Sakane N. Correlation between reactive oxygen metabolites & atherosclerotic risk factors in patients with type 2 diabetes mellitus[J]. Indian J Med Res,2013,137(4): 742-748.

[4] Raitakari M, Ilvonen T, Ahotupa M, et al. Weight reduction with very-low-caloric diet and endothelial function in overweight adults: role of plasma glucose[J]. Arterioscler Thromb Vasc Biol,2004,24(1): 124-128.

[5] Wildman RP, Mackey RH, Bostom A, Thompson T, Sutton-Tyrrell K. Measures of obesity are associated with vascular stiffness in young and older adults[J]. Hypertension,2003, 42(4): 468-473.

[6] Tounian P, Aggoun Y, Dubern B, et al. Presence of increased stiffness of the common carotid artery and endothelial dysfunction in severely obese children: a prospective study[J]. Lancet, 2001,358(9291): 1400-1404.

[7] Lyon CJ, Law RE, Hsueh WA. Minireview: adiposity, inflammation, and atherogenesis[J]. Endocrinology,2003, 144(6): 2195-2200.

肥胖引发内皮功能障碍的机制目前尚不完全明确,可能与以下因素有关(见图 5-4)。

(1)胰岛素抵抗。肥胖者通常会存在 IR,TR 与 ED 往往也共同存在且具有互相促进的作用[1]。分子水平上 IR 是通过 PI3K-Akt 途径刺激内皮生成 NO 减少及激活 MAPK 通路刺激 ET-1 释放来实现的。

(2)氧化应激。有证据显示氧化应激参与并引起内皮功能障碍[2]。无论人体还是动物实验均已表明肥胖与氧化应激相关[3][4]。另外,氧化应激也在肥胖相关高血压的发生发展过程中扮演重要角色,Nagae[5] 等人的研究显示氧化应激在交感神经系统过度激活过程中发挥重要作用,在 SNS 过度激活可进一步诱发高血压。另外氧化应激在血管内可降低血管舒张性,使血管收缩增强,参与并增加血管的重新构造,使外周阻力增加进而升高血压[6]。氧化应激诱发 ED 的机制复杂,最主要的原因可能是肥胖人群会产生过多的活性氧(Reactive Oxygen Species,ROS)[7],ROS 会限制 NO 活性和生物利用[8]。

(3)脂代谢紊乱。脂代谢紊乱引发 ED 的机制尚未完全阐明,可能与两方面有关。一方面,肥胖人群过多的游离脂肪酸会抑制内皮型一氧化氮合酶(Endo-

[1] Verma S, Yao L, Stewart D.J, et al. Endothelin antagonism uncovers insulin-mediated vasorelaxation in vitro and in vivo[J]. Hypertension,2001,37(2): 328-333.

[2] Hall J.E, Granger J.P, do C.J, et al. Hypertension: physiology and pathophysiology[J]. Comprehensive Physiology,2012,2(4): 2393-2442.

[3] Furukawa S, Fujita T, Shimabukuro M, et al. Increased oxidative stress in obesity and its impact on metabolic syndrome[J]. Clin Invest, 2004, 114(12): 1752-1761.

[4] Keaney JF Jr, Larson MG, Vasan RS, et al. Obesity and systemic oxidative stress: clinical correlates of oxidative stress in the Framingham Study[J]. Arterioscler Thromb Vasc Biol, 2003,23(3): 434-439.

[5] Nagae A, Fujita M, Kawarazaki H, Matsui H, Ando K, Fujita T. Sympathoexcitation by oxidative stress in the brain mediates arterial pressure elevation in obesity-induced hypertension[J]. Circulation, 2009,119(7): 978-986.

[6] Montezano AC, Touyz RM. Molecular mechanisms of hypertension--reactive oxygen species and antioxidants: a basic science update for the clinician[J], Can J Cardiol, 2012, 28(3): 288-295.

[7] Perticone F, Ceravolo R, Candigliota M, et al. Obesity and body fat distribution induce endothelial dysfunction by oxidative stress: protective effect of vitamin C[J]. Diabetes, 2001, 50(1): 159-165.

[8] Landmesser U, Drexler H. Effect of angiotensin Ⅱ type 1 receptor antagonism on endothelial function: role of bradykinin and nitric oxide[J]. Hypertens Suppl,2006,24(1): S39-43.

thelial Nitric Oxide Synthase,eNOS),导致过多的 ROS 生成[1];另一方面,过多的游离脂肪酸可以下调 PI3K 路径,导致 NO 生成减少[2]。游离脂肪酸还有可能通过间接作用增加 ET-1 的合成[3]。

(4)脂肪因子失衡。脂肪组织作为重要的内分泌器官可以分泌多种具有生物活性的脂肪因子,其中肥胖者常有脂肪因子分泌失衡的现象。肥胖者常伴有高 LEP、低 ADPN,有证据显示这均会扰乱胰岛素的信号传导途径[4][5],而致 ED 发生。脂肪组织分泌的炎症或促炎因子如 TNF-α、IL-6 等也直接或间接地参与了 ED 的发生过程。如 TNF-α 可抑制 eNOS 表达并上调内皮细胞的 ET-1 的表达[6][7]。TNF-α 可使 IL-6、C 反应蛋白的合成增加,诱导内皮细胞表达白细胞黏附分子 1(Leukocyte adhesion molecule-1,ELAM-1)、细胞间黏附分子 1(intercellular adhesion molecule-1,ICAM-1)、E-Selectin 等造成血管内皮功能障碍。另外脂肪组织几乎可释放 RAAS 的所有组分,其中 Ang II 对 ED 的发生发展可能产生重要影响。Ang II 可刺激 IRS-1 使其发生磷酸化,会进一步影响到 PI3k 通路进而影响 NO 生成[8][9]。Ang II 可刺激产生 ROS,而 ROS 会进一步的

[1] Pleiner J，Schaller G，Mittermayer F，et al. FFA-induced endothelial dysfunction can be corrected by vitamin C[J]. Clin Endocrinol Metab,2002，87(6)：2913-2917.

[2] Wassink A.M，Olijhoek J.K，Visseren F.L. The metabolic syndrome：metabolic changes with vascular consequences[J]. Eur J Clin Invest,2007，37(1)：8-17.

[3] Piatti P.M，Monti L.D，Conti M，et al. Hypertriglyceridemia and hyperinsulinemia are potent inducers of endothelin-1 release in humans[J]. Diabetes,1996，45(3)：316-321.

[4] Chandran M，Phillips S.A，Ciaraldi T，et al. Adiponectin：more than just another fat cell hormone[J]. Diabetes Care，2003，26(8)：2442-2450.

[5] Dyck D.J，Heigenhauser G.J，Bruce C.R. The role of adipokines as regulators of skeletal muscle fatty acid metabolism and insulin sensitivity[J]. Acta physiologica (Oxford, England),2006，186(1)：5-16.

[6] Rask-Madsen C，King G.L. Mechanisms of Disease：endothelial dysfunction in insulin resistance and diabetes[J]. Nat Clin Pract Endocrinol Metab，2007，3(1)：46-56.

[7] Mohamed F，Monge J.C，Gordon A，et al. Lack of role for nitric oxide (NO) in the selective destabilization of endothelial NO synthase mRNA by tumor necrosis factor-alpha[J]. Arterioscler Thromb Vasc Biol，1995，15(1)：52-57.

[8] Velloso L.A，Folli F，Sun X.J，et al. Cross-talk between the insulin and angiotensin signaling systems[J]. Proc Natl Acad Sci USA，1996，93(22)：12490-12495.

[9] Sowers J.R，Epstein M，Frohlich E.D. Diabetes, hypertension, and cardiovascular disease：an update[J]. Hypertension，2001,37(4)：1053-1059.

降低 NO 的活性和合成[1][2]。Ang Ⅱ 还可直接参与刺激 ET-1 的生成[3]。

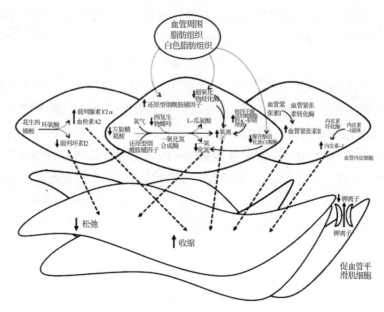

图 5-4　肥胖相关高血压内皮功能障碍可能机制图示[4]

5.6 氧化应激

氧化应激(Oxidative stress,OS)是指体内氧化作用和抗氧化作用的失衡,ROS 在体内生成增多或过量蓄积而引发的细胞毒性的病理过程,OS 被认为是导致人体发生疾病和衰老的重要因素。

众多研究表明肥胖者中存在过度的 OS,如肥胖者会伴有 MDA 水平升高、

❶Zhao W, Swanson S.A, Ye J, et al. Reactive oxygen species impair sympathetic vasoregulation in skeletal muscle in angiotensin Ⅱ-dependent hypertension[J]. Hypertension, 2006, 48(4): 637-643.

❷Fujita T. Spotlight on renin. The renin system, salt-sensitivity and metabolic syndrome[J]. J Renin Angiotensin Aldosterone Syst, 2006, 7(3): 181-193.

❸Paul M, Poyan M.A, Kreutz R. Physiology of local renin-angiotensin systems[J]. Physiol Rev, 2006, 86(3): 747-803.

❹Lobato N.S, Filgueira F.P, Akamine E.H, et al. Mechanisms of endothelial dysfunction in obesity-associated hypertension[J]. Braz J Med Biol Res, 2012, 45(5): 392-400.

SOD 和 GPX 活性下降等❶。肥胖诱发 OS 的机制复杂可能与以下几方面有关。

(1)肥胖者体内慢性低度炎症的影响。肥胖者体内脂肪组织尤其是白色脂肪组织被巨噬细胞浸润增加,合成并释放多种促炎因子,使肥胖者处于低度慢性炎症状态。炎症激活多种免疫细胞使自由基生成增多,加重 OS。

(2)肥胖者糖脂代谢异常。糖脂代谢异常引起 OS 最为显著的作用就是促使线粒体的功能发生改变。正常情况下线粒体在有氧反应生成 ATP 过程中会产生少量的 ROS,当机体中有过多的脂肪酸和葡萄糖进入三羧酸循环时线粒体内呼吸链活性升高,NADPH 氧化酶增多,电子传递增强,造成 ROS 增加❷(见图 5-5)。

(3)抗氧化能力下降。肥胖者长期处于 OS 状态,为了长期对抗 OS,导致肥胖者体内抗氧化物质过度消耗❸。另外肥胖者长期饮食结构不合理,抗氧化物质摄入不足也会造成抗氧化能力的下降。

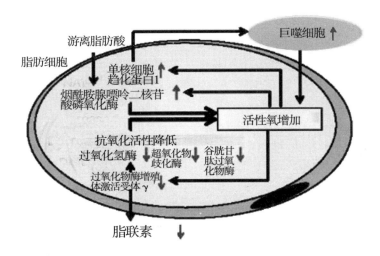

图 5-5 脂肪组织生成 ROS 可能机制示意图

❶ Krause M, Rodrigues-Krause J, O'Hagan C, et al. The effects of aerobic exercise training at two different intensities in obesity and type 2 diabetes: implications for oxidative stress, low-grade inflammation and nitric oxide production[J]. Eur J Appl Physiol, 2014, 114(2): 251-260.

❷ Murphy MP. How mitochondria produce reactive oxygen species[J]. Biochem J, 2009, 417(1): 1-13.

❸ Garg R, Kumbkarni Y, Aljada A, et al. Troglitazone reduces reactive oxygen species generation by leukocytes and lipid peroxidation and improves flow-mediated vasodilatation in obese subjects[J]. Hypertension, 2000, 36(3): 430-435.

　　人体研究证据支持 OS 参与了原发性高血压的发病机制,在肥胖相关高血压中更是如此❶。在亚细胞水平,ROS 刺激 MAPK、络氨酸激酶、Rho 激酶和转录因子(NFB,AP-1 和 HIF-1),使蛋白络氨酸磷酸酶(PTP)失活,增加细胞内游离 Ca^{2+} 浓度以及促炎症基因的表达和激活。在血管壁,ROS 参与了内皮功能紊乱的发生,ROS 使 NO 失活、血管舒张能力下降,引发内皮功能紊乱,影响血管结构与功能,改变血流动力学引起高血压。另外 NADPH 氧化酶激活产生过多的 ROS,可能会影响到交感神经系统激活,而交感神经系统过度激活是肥胖相关高血压的重要机制之一❷。

　　（该文收录于上海体育学院博士毕业论文,作者:刘敏）

❶ Rother K.I. Diabetes treatment--bridging the divide[J]. N Engl J Med, 2007, 356(15): 1499-1501.

❷ Purushothaman S, Renuka NR, Harikrishnan VS, Fernandez AC. Temporal relation of cardiac hypertrophy, oxidative stress, and fatty acid metabolism in spontaneously hypertensive rat[J]. Mol Cell Biochem, 2011, 351(1-2): 59-64.

第6章 不同运动形式对原发性高血压的影响研究进展

6.1 研究背景

在"体医融合"背景下,运动对于健康的影响越来越受到人们关注。坚持体育锻炼对高血压、糖尿病、高血脂等慢性病的临床疗效具有促进作用[1]。

高血压是最常见、治疗最昂贵的慢性病之一,其中又以原发性高血压居多。据2012~2015年全国调查,我国18岁及以上居民高血压患病粗率为27.9%,比2002年高出9.1%,男性高于女性,农村地区首次超越城市地区(粗率28.8%比26.9%)[2]。2015年调查显示18岁以上人群高血压知晓率、治疗率和控制率分别为51.6%、45.8%和16.8%。《中国健康与营养调查》显示少年儿童高血压患病率持续上升,从1993年的10%上升至2011年的12.9%[3]。由此可以发现患高血压的人数逐年上升,有低龄化的趋势,且控制率仍然较低,势必要引起重视。

未经治疗和控制不佳的高血压会加速病理过程,增加心血管疾病风险,延长心血管疾病的时间,增加死亡风险[4]。采取健康的生活方式是高血压初级预

---

[1] 蔡芳,符秀梅,张婉英,等.有氧运动对老年慢性病患者健康管理效果的影响[J].中国老年学杂志,2019,39(19):4762-4765.

[2] 中国高血压防治指南修订委员会.中国高血压防治指南(2018年修订版)[J].中华高血压杂志2019,24(1):24-56.

[3] 陈伟伟,高润霖,刘力生,等.《中国心血管病报告2017》概要[J].中国循环杂志,2018,33(1):1-7.

[4] Olsen M.H, Angell S.Y, Asmas, et al.A call to action and a lifecourse strategy to address the global burden of raised blood pressure on current and future gen-erations: the lancet commission on hypertension[J]. Lancet,2016,388(10060):2665-2712.

防、治疗和控制的基础。鉴于血压和心血管病风险之间的关系是线性的，早期积极的生活方式干预对于防止或延缓血压的快速、渐进性上升至关重要[1]。有研究表明通过运动可以起到降压的作用。因此，本研究的目的是梳理不同运动形式对原发性高血压影响的国内外最新研究进展，分析其可能的作用机制，以期为运动防治原发性高血压的相关研究提供理论参考。

6.2 原发性高血压概述

高血压定义是在未使用降压药物的情况下收缩压（Systolic blood pressure，SBP）≥140 毫米汞柱（mmHg）或舒张压（Diastolic blood pressure，DBP）≥90 毫米汞柱（mmHg），根据血压升高水平又分为 1 级、2 级和 3 级[2]。在大约 90％的病例中，高血压的病因不明，称为原发性高血压[3]。

原发性高血压的致病因素主要有以下几项：遗传因素（如肾素－血管紧张素－醛固酮系统、胰岛素、儿茶酚胺、前列腺素等异常）、肥胖（特别是内脏脂肪肥胖）、久坐、高盐摄入量、暴饮暴食、酗酒、压力过大等[4]。

6.3 高血压的运动疗法

定期参加锻炼是改善高血压的一个关键因素，被认为是一级预防、治疗和控制高血压的基石疗法。单次运动后的血压下降是即刻而短期的，在运动后可持续长达 24 小时，这种反应称为运动后低血压（Post－exercise hypotension，PEH）[5]。因此，鼓励高血压患者在一周中进行 5～7 天的锻炼，会起到更好的降压效果。有研究针对单次运动和长期运动其降压效果之间的联系进行研究，发

[1] Forouzanfar M.H，Liu P，Roth G. A，et al.Global burden of hypertension and systolic blood pressure of at least 110 to 115 mmHg，1990-2015[J]. JAMA，2017，317(2)：165-182.

[2] 中国高血压防治指南修订委员会.中国高血压防治指南（2018 年修订版）[J].中华高血压杂志，2019，24(1)：24-56.

[3] Kokkinos P，Narayan. Cardiorespiratory fitness in cardiometabolic diseases［M］. Switzerland：Springer，2019：137-168.

[4] Sakamoto S.Prescription of exercise training for hypertensives[J].Hypertens Res，2020，43(3)：155-161.

[5] Kokkinos P，Narayan. Cardiorespiratory fitness in cardiometabolic diseases［M］. Switzerland：Springer，2019：137-168.

现不同形式的单次运动与其长期运动在降压幅度上具有一致性,通过对单次运动降压效果的研究,有利于制定运动处方时合理选择运动方式和预测降压效果[1][2][3]。在降低高血压患者的全因死亡率方面,每周仅锻炼1天的效果与药物治疗一样有效[4]。此外,适当地改变生活方式,对与高血压共存的心血管危险因素也可能会带来好处,转化为总体心血管风险更大程度的降低。因此运动疗法对于临界性高血压(140/90毫米汞柱)和1、2级高血压可起到良好的控制作用,对于正常血压者可起到预防的作用,但是对于急性高血压、不稳定的3级高血压和运动过程中血压过度升高者(>220/110毫米汞柱)禁止使用[5]。

6.4 不同运动形式对原发性高血压的影响及其机制

6.4.1 不同运动形式对原发性高血压的影响

6.4.1.1　单次有氧运动对原发性高血压的影响

单次有氧运动和长期有氧运动对高血压患者均有效果。有综述总结了血压对单次有氧运动的反应,结论是:在患有高血压的成年人中,单次有氧运动可以平均降低静息SBP 4.8毫米汞柱和DBP3.2毫米汞柱,PEH幅度取决于样本特性、运动强度和持续时间[6]。

[1] Liu S,Goodman J,NOLAN R,et al. Blood pressure responses to acute and chronic exercise are related in prehypertension [J].Med Sci Sports Exerc,2012,44(9):1644-1652.

[2] Somani Y.B,Baross A.W,Brook R.D,et al. Acute response to a 2-Minute isometric exercise test predicts the blood pressure lowering efficacy of isometric resistance training in young adults[J].Am J Hypertens,2018,31(3):362-368.

[3] Weqmann M,Hecksteden A,Poppendieck W,et al. Postexercise hypotension as a predictor for long-term training induced blood pressure reduction:A large-scale randomized controlled trial[J].Clin J Sport Med,2018,28(6):509-515.

[4] Brown R.E,Riddell M.C,Macpherson A.K,et al.The joint association of physical activity,blood pressure control,and pharmacologic treatment of hypertension for all cause mortality risk[J]. Am J Hypertens,2013,26(8):1005-1010.

[5] 黄科,程志清.运动疗法治疗高血压的研究进展[J].心血管康复医学杂志,2004,13(1):87-88.

[6] Carpio-Rivera E,Moncada-Jimenez J,Salazar-Rojas W,et al.Acute effects of exercise on blood pressure:a meta-analytic investigation[J]. Arq Bras Cardiol,2016,106(5):422-433.

Eicher[1]和他的同事发表了最早的研究之一,表明单次有氧运动引起的血压下降幅度与强度直接相关,能接受的运动强度越大,血压下降幅度会越大[2]。简要地说,Eicher等人通过轻度(40%最大摄氧量)、中度(60%最大摄氧量)和剧烈(100%最大摄氧量)强度下进行三轮单次有氧运动,对1期高血压的男性(n=45)降压效果进行检测,发现相对摄氧量每增加10%,SBP/DBP就会下降1.5/0.6毫米汞柱。

也有研究集中于PEH是否受有氧运动形式影响(即单次连续运动与一天中间歇性分布的多次运动)。Bhammar[3]等人比较了全天(上午、中午、下午)分段进行有氧运动(3次×10分钟)和以最大摄氧量的60%~65%进行单次持续运动(1次×30分钟)对11名高血压患者动态血压的影响,结果显示组间不具有显著性差异。Miyashita[4]等人在7名高血压年轻男子中进行实验以70%最大摄氧量跑步持续30分钟与多次短时间运动(10次×3分钟)血压的变化相比较,SBP分别下降了6毫米汞柱和8毫米汞柱,并在锻炼后持续了24小时($P<0.01$)。这些研究表明,一天中穿插着进行短时间(10分钟)和极短时间(3分钟)间歇性有氧运动会引发PEH,其降压幅度与相同强度持续运动相似[5][6]。总而言之,在患有高血压的个体中,单次有氧运动可以有效降低血压,降压的幅度与运动强度和初始血压水平有关,与运动的形式无关(持续运动和间歇运动都可以起到降压的效果)。

[1] Eicher J.D,Maresh C.M,Tongalis G.J,et al.The additive blood pressure lowering effects of exercise intensity on post-exercise hypotension[J]. Am Heart J,2010,160(3):513-520.

[2] Pescatello L.S,Macdonald H.V,Lamberti L,et al.Exercise for hypertension:a prescription update integrating existing recommendations with emerging research[J].Curr Hypertens Rep,2015,17(11):801-812.

[3] Bhammar D.M,Angadi S.S,Gaesser G.A.Effects of fractionized and continuous exercise on 24h ambulatory blood pressure[J]. Med Sci Sports Exerc,2012,44(12):2270-2276.

[4] Miyashita M,Burns S.F,Stensel D.J. Accumulating short bouts of running reduces resting blood pressure in young normotensive/pre-hypertensive men[J]. J Sports Sci,2011,29(19):1473-1482.

[5] Bhammar D.M,Angadi S.S,Gaesser G.A.Effects of fractionized and continuous exercise on 24h ambulatory blood pressure[J]. Med Sci Sports Exerc,2012,44(12):2270-2276.

[6] Miyashita M,Burns S.F,Stensel D.J. Accumulating short bouts of running reduces resting blood pressure in young normotensive/pre-hypertensive men[J]. J Sports Sci,2011,29(19):1473-1482.

6.4.1.2　长期有氧运动对原发性高血压的影响

有氧运动的降压效果是被普遍看好的,并且长时间以来被认为是高血压患者最好的运动方式。Bersaoui[1] 等的研究证明长期进行有氧运动可以有效降低亚裔人的血压,降压幅度约为 7.2/4.7 毫米汞柱。Igarashi[2] 等认为长期有规律的跑步可以降低高血压患者的血压,降压效果与跑步的总时间(坚持跑步的天数)和强度有关。Aguirre-Betoiaza[3] 等人研究了 16 周大运动量中等强度训练、大运动量高强度间歇训练、小运动量高强度间歇训练对高血压患者血压的影响,结果显示三种形式都可以起到降压效果,且小运动量高强度间歇训练效果最佳。

越来越多的证据也表明,高强度间歇训练(HⅡT)的特点是短暂的非常高强度的有氧运动(>90%最大摄氧量),中间隔着低强度运动或休息的恢复期,在降低血压方面,HⅡT 可能优于持续的中等强度有氧运动[4]。同时也有实验证明 6 周 HⅡT 的效果要优于中等强度持续运动分别为 −5.2/−4 毫米汞柱比 +1.2/−3.4 毫米汞柱[5]。

总之,长期进行有氧运动可以起到降低血压的效果,其幅度和单次有氧运动的降压幅度相似(见表 6-1)。目前更多的研究集中于间歇训练的研究,这种方式锻炼时间更灵活,也可以起到较好的降压效果。长期有氧练习的降压效果可能会受到种族、运动总时间影响而不同。在强度方面也有实验证明高强度有氧运动有更大的降压幅度,但是仍需要更多证据。

[1] Bersaoui M,Baldew S.M,Cornlis N,et al.The effect of exercise training on blood pressure in african and asian populations:A systematic review and meta-analysis of randomized controlled trials[J].Eur J Prev Cardiol,2019,27(5):457-475.

[2] Igarashi Y,Nogami Y.Running to lower resting blood pressure:A systematic review and meta analysis[J].Sports Med,2020,50(3):531-541.

[3] Aguirre-Betoiaza A.M,Mujika I,Fryer S.M,et al.Effects of different aerobic exercise programs on cardiac autonomic modulation and hemodynamics in hypertension:data from EXERDIET-HTA randomized trial[J].J Hum Hyprttens,2020,1-13. DOI:10.1038/s41371-020-0298-4.

[4] Kessler H.S,Sisson S.B,Short K.R.The potential for high-intensity interval training to reduce Cardiometabolic disease risk[J]. Sports Med,2012,42(6):489-509.

[5] Clark T,Morey R,Jones M.D,et al. High-intensity interval training for reducing blood pressure:a randomized trial vs. moderate-intensity continuous training in males with overweight or obesity[J].Hypertens Res,2020:1-14.

表 6-1　不同形式有氧运动对血压的影响

研究	研究对象	干预方案及分组	血压测量	结果（毫米汞柱）及结论
Eicher (2010) 美国	$n=45$，男，白人，高血压1期，43.9 ± 1.4 岁	单日，自行车30分钟，$40\%VO_{2PEAK}$组、$60\%VO_{2PEAK}$组、$100\%VO_{2PEAK}$组、CON（休息）	运动后9小时	$40\%VO_{2PEAK}$：SBP↑7.9，DBP↓2.9；$60\%VO_{2PEAK}$：SBP↑5.3，DBP↓3.5；$100\%VO_{2PEAK}$：SBP↓1，DBP↓6.3；CON：SBP↑10.7，DBP↓1.4。$40\%VO_{2PEAK}$ VS CON：SBP↓2.8，DBP↓1.5；$60\%VO_{2PEAK}$ VS CON：SBP↓5.4，DBP↓2.1；$100\%VO_{2PEAK}$ VS CON：SBP↓11.7，DBP↓4.9 采用更高的运动强度可以引起更大的降压幅度，强度每增加10% VO_{2PEAK} SBP↓1.5，DBP↓0.6
Miyashita (2011) 日本	$n=10$，高血压前期，男，25.0 ± 4.2 岁	单日，跑步机，$70\%VO_{2MAX}$，3×10分钟组、30分钟组、CON（休息）	运动后17小时	3×10分钟：SBP↓8，DBP↑4；30分钟：SBP↓7，DBP↑2；CON：SBP↓2，DBP↑2。3×10分钟 VS CON：SBP↓6，DBP↑2；30分钟 VS CON：SBP↓5，累积30分钟和持续30分钟降压效果相似，且运动组SBP显著低于对照组
Bhammar (2012) 美国	$n=11$，高血压前期，男、女，28.3 ± 8.0 岁	单日，跑步机，（$60\%\sim65\%$ VO_{2PEAK}）3×10分钟组、30分钟组、CON（休息）	运动后24小时	3×10分钟：SBP↓4，DBP↓6；30分钟：SBP↓6，DBP↓6；CON：SBP↓5，DBP↓7 运动组组间没有显著性差异，在夜间3×10分钟组血压降幅显著大于其他组

研究	研究对象	干预方案及分组	血压测量	结果(毫米汞柱)及结论
Rivera (2016) 哥斯达黎加 META 分析	正常,高血压前期,高血压,36.1±15.1 岁	单日,有氧组(跑步、自行车、步行)、力量练习组、组合练习组(有氧+力量)	运动后几小时	有氧:SBP(N=148)↓6.22,DBP(N=141)↓3.8; 力量:SBP(N=175)↓3.36,DBP(N=175)↓2.73; 组合:SBP(N=20)↓7.33,DBP(N=20)↓2.93; 男性比女性下降幅度大(4.95/3.4 比 3.98/2.85) 组合运动与有氧运动降压幅度相似,都优于力量练习
Aguirre (2020) 西班牙	n=249,原发性高血压,158 男,91 女,53.7±8.0 岁	16 周,2 天/周,跑步机、自行车轮流进行,HV-MICT45 分钟组、HV-HⅡT45 分钟组、LV-HⅡT20 分钟组、CON(一般体力活动)	最后一次运动后 3 分钟	HV-MICT:SBP↓7.2,DBP↓4.9 HV-HⅡT:SBP↓5.7,DBP↓9.6 LV-HⅡT:SBP↓10.4,DBP↓4.5 CON:SBP↓4.9,DBP↓3.1 HⅡT 比 MICT 降压幅度更大,20 分钟 HⅡT 收缩压下降更明显,而 45 分钟 HⅡT 舒张压下降更明显
Bersaoui (2019) 苏里南 META 分析	n=367,亚裔(n=187)和非洲裔(n=180),	4~25 周,平均 3 天/周 有氧(慢跑、自行车、步行等),中到高强度	未知	亚裔:SBP↓7.23,DBP↓4.66 非洲裔:SBP↓12.45,DBP↓4.12 有氧运动对亚裔和非洲裔人群血压有良好影响,对非洲裔的影响略大
Igarashi (2019) 日本 META 分析	n=736,正常,高血压,21~49 岁	8~40 周,跑步,中到高强度,30~60 分钟/次	未知	高血压:SBP↓5.6,DBP↓5.2 正常:SBP↓4.2,DBP↓2.7 有规律跑步可以降低高血压患者血压,其回归分析显示中等强度降压幅度大于高强度,总时间更长者其降压效果更好

续表

研究	研究对象	干预方案及分组	血压测量	结果(毫米汞柱)及结论
Clark (2020) 澳大利亚	$n=28$，超重肥胖血压正常，男，30 ± 6	6周,3天/周 HⅡT:90%HR$_{MAX}$,10×1分钟,组间穿插1分钟30%HR$_{MAX}$主动休息,MICT:65~75%HR$_{MAX}$,持续30分钟	运动后10分钟	HⅡT:SBP↓5.2,DBP↓4,MAP↓4.8 MICT:SBP↑1.2,DBP↓3.4,MAP↓2.7 高强度间歇运动比中等强度持续运动降压幅度大

注:VO$_{2PEAK}$:最大摄氧量峰值;VO$_{2MAX}$:最大摄氧量;CON:对照组;↓:降低;↑:升高;HⅡT:高强度间歇训练;HV-MICT:大运动量中等强度训练;HV-HⅡT大运动量高强度间歇训练;LV-HⅡT:小运动量高强度间歇训练;HR$_{MAX}$:最大心率;MICT:中等强度持续运动。

6.4.1.3 单次力量练习对原发性高血压的影响

越来越多的实验表明,在动态力量练习后几个小时,可以使血压降低,并且在高血压人群中血压下降的幅度最大[1][2][3]。单次力量练习可以使高血压患者降低血压约5/4毫米汞柱,正常血压者下降2/1毫米汞柱。等长收缩练习(对固定的负荷或阻力产生持续的肌肉收缩,所涉及的肌肉长度没有发生变化)可以为行动不便的人提供运动机会,形式便捷,目前主要有等长握力和等长腿推举两种形式。之前的两项研究观察到了单次等长握力运动后的PEH。报告称,在日常生活条件下7个小时内SBP降低了5.4毫米汞柱,在实验室恢复

[1] Brito A.F,De oliveira C.V,Santos M.S,et al. High-intensity exercise promotes postexercise hypotension greater than moderate intensity in elderly hypertensive individuals[J]. Clin Physiol Funct Imaging,2014,34(2):126-132.

[2] Brito A.F,Oliveira C.V ,Brasileiro-Santos M.S,et al. Resistance exercise with different volumes：blood pressure response and forearm blood flow in the hypertensive elderly[J].Clin Interv Aging,2014,12(9):2151-2158.

[3] Treyizani G.A,Seixas M.B,Benchimoi-Barbosa P.R,et al. Effect of resistance training on blood pressure and autonomic responses in treated hypertensives[J].J Strength Cond Res,2018,32(5):1462-1470.

60 分钟期间,SBP 降低了 14.4～18.7 毫米汞柱[1][2]。Oiher[3] 等和 Souza 等分别对单次腿部推举和等长握力对高血压的影响做了研究,其结果表明单次等长收缩练习可以显著降低血压。

少数实验研究了单次动态力量练习强度对 PEH 的影响。例如,高强度 (80%1 RM)单次力量练习比中等强度(50%1 RM 的)力量练习的降压作用更大(约 31/14 毫米汞柱比约 21/7 毫米汞柱)[4]。

还有证据表明力量练习量的不同(即运动的次数、重复组数和动作数量)会导致降压效果存在差异。Scher[5] 等人的研究表明大运动量和小运动量都可以诱发 PEH,但是大运动量运动后血压降低幅度更大(为 10/7 毫米汞柱比 8/6 毫米汞柱),并且只有大运动量运动使血压降低的效果超过了 24 小时,并在清醒状态时有效。Brito 等人通过实验也证明单次力量练习更大的运动量降压的幅度更大。

还有研究表明大肌肉群运动似乎比小肌肉群运动降压幅度更大。Casonatto[6] 等人的研究证明了这一观点,大肌肉群运动降压效果更好(为 3/3.5 毫米汞柱比 1.7/2.4 毫米汞柱)。

综上所述单次动态力量练习在短时间内也有降压的效果,降压的幅度与运动时间、强度、肌肉参与度有关。此外,单次动态力量练习对于高血压患者的降

[1] Assche T,Buys R,Jaeger D.M,et al.One single bout of low-intensity isometric handgrip exercise reduces blood pressure in healthy pre- and hypertensive individuals[J]. J Sports Med Phys Fitness,2017,57(4):469-475.

[2] Souza L. R,Vicente J. B,Melo G. R,et al. Acute hypotension after moderate-intensity handgrip exercise in hypertensive elderly people[J]. J Strength Cond Res,2018,32(10): 2971-2977.

[3] Oiher R.R,Rosa T.S,Souza L.H R,et al. Isometric Exercise Improves Redox Balance and Blood Pressure in Hypertensive Adults[J].Med Sci Sports Exerc,2019:11-21.

[4] Brito A.F,Brasileiro-Santos M.S,Coutinho C.V,et al.High-intensity resistance exercise promotes postexercise hypotension greater than moderate intensity and affects cardiac autonomic responses in women who are hypertensive[J]. J Strength Cond Res,2015,29 (12):3486-3493.

[5] Scher L. M,Ferriolli E,Moriguti J. C,et al. The effect of different volumes of acute resistance exercise on elderly individuals with treated hypertension[J]. J Strength Cond Res,2011,25(4):1016-1023.

[6] Casonatto J,Goessler K.F,Cornelissen V.A,et al.The blood pressure lowering effect of a single bout of resistance exercise:a systematic review and meta-analysis of randomised controlled trials[J]. Eur J Prev Cardiol,2016,23(16):1700-1714.

压效果比血压正常者更明显。单次等长收缩练习也可以显著降低血压,其效果需要更多的研究证明。

6.4.1.4 长期力量练习对原发性高血压的影响

过去单独以力量练习作为降压手段的研究较少,目前有研究认为长期力量练习也可以起到显著的降压效果。例如,Mota[1]等人发现在接受治疗的高血压女性中,16 周的中等强度(即 70%1 RM)动态力量练习降低了 14/4 毫米汞柱的静息血压。Moraes[2]等人也有相同发现,在患有高血压的男性中,12 周的中等强度(60%1 RM)力量练习降低了 16/12 毫米汞柱的静息血压。Damorim[3]对高血压患者进行 17 周共 50 次的力量练习,血压分别降低了 6.9/5.3 毫米汞柱。值得注意的是,他还发现力量练习的降压效果受到种族或民族的影响,在患有高血压的非白人样本中,血压下降了 14/10 毫米汞柱,这个幅度大约是有氧运动训练后报告的两倍(5~7 毫米汞柱)[4]。也就是说对于一些人群(即患有高血压的非白人样本)动态阻力运动的降压效果要优于有氧运动。

在长期进行等长收缩降压效果方面,根据两项 META 分析的结果,在所有服用药物的成年高血压患者中,以 30%最大自主收缩(MVC)进行 4 组×2 分钟单侧等长握力的训练,进行 3 天/周或更长时间的训练,静息血压下降约 4.5/5.5 毫米汞柱[5]。Inder[6]等人还发现,在血压正常的成年人和高血压患者中,等

[1] Mota M.R,Oliveira R.J,Terra D.F,et al.Acute and chronic effects of resistance exercise on blood pressure in elderly women and the possible influence of ACE I/D poly-morphism[J]. Int J Gen Med,2013(6):581-587.

[2] Moraes M.R,Bacurau R.F,Simoes H.G,et al.Effect of 12 weeks of resistance exercise on post-exercise hypotension in stage 1 hypertensive individuals[J]. J Hum Hypertens,2012, 26(9):533-539.

[3] Damorim I,Rsantos T.M,Barros G ,et al.Kinetics of Hypotension during 50 Sessions of Resistance and Aerobic Training in Hypertensive Patients:a Randomized Clinical Trial[J]. Arq Bras Cardiol,2017,108(4):323-330.

[4] Macdonald H.V,Johnson B.T,Huedo-Medina T.B,et al.Dynamic resistance training as stand-alone antihypertensive lifestyle therapy:a meta-analysis[J]. J Am Heart Assoc, 2016,5(10):1-34.

[5] Carlson D.J,Dieberg G,Hess N.C,et al.Isometric exercise training for blood pressure management:a systematic review and meta- analysis[J]. Mayo Clin Proc,2014,89(3):327-334.

[6] Inder J.D,Carlson D.J,Dieberg G,et al.Isometric exercise training for blood pressure management:a systematic review and meta-analysis to optimize benefit[J]. Hypertens Res, 2016,39(2):88-94.

长握力训练显著降低了静息血压。Smart[1] 等的研究也发现了类似结果,3～12
周的等长收缩练习可以降低 SBP 约 6 毫米汞柱,DBP 约 3 毫米汞柱,并发现不吃
降压药患者比吃降压药患者的降压幅度大,并猜测其机制与降压药机制有重叠。

目前的研究表明,动态力量练习的降压效果受到初始血压水平、种族或民
族的影响,初始血压水平更高的人其降压幅度会更大。运动处方中一般都是将
动态力量练习为有氧运动的补充,单纯动态力量练习作为运动方案降低血压的
数据相对较少,因此,需要收集更多的数据来进一步证明以上观点[2]。长期进行
等长收缩练习也达到了降压的目的(见表 6-2),其降压效果比短期等长收缩练
习明显,但是仍需进一步验证。

表 6-2　不同形式力量练习对血压的影响

研究	研究对象	干预方案及分组	血压测量	结果(毫米汞柱)及结论
Scher (2011) 巴西	$n=16$, 高血压, 7 男 9 女, 68±5 岁	单日,动态力量, (40%1RM), 重复 1 组 20 分钟, 重复 2 组 2×20 分钟、CON(休息)	运动后 1 小时	重复 1 组 VS CON:SBP↓8,DBP↓6; 重复 2 组 VS CON:SBP↓10,DBP↓7 在强度相同的前提下,重复 2 组比重复 1 组降压效果更佳,且只有重复 2 组的患者降压效果保持了 24 小时
Brito (2014) 巴西	$n=10$, 高血压, 女, 65±3 岁	单日,力量练习 10 (10,50%1RM组、 80%1RM 组、 CON(休息)	运动后 90 分钟	50%1RM:SBP↓23,DBP↓6.7;80% 1RM:SBP↓33,DBP↓14.5;CON: SBP↓3,DBP↑3 50%1RM VS CON:SBP↓20,DBP↓9.7 80%1RM VS CON:SBP↓30,DBP↓17.5 运动组 FVP↓,80%1RM 组大于 50% 1RM 组 大强度力量练习比中等强度力量降压效果好,且 FVR 下降更显著

[1] Smart N.A,Way D,Carlson D,et al. Effects of isometric resistance training on resting blood pressure:individual participant data meta-analysis[J].J Hypertens,2019,37(10):1927-1938.

[2] Kokkinos P,Narayan. Cardiorespiratory fitness in cardiometabolic diseases [M]. Switzerland:Springer,2019:137-168.

研究	研究对象	干预方案及分组	血压测量	结果(毫米汞柱)及结论
Brito (2014) 巴西	$n=10$, 高血压, 6 女,4 男, 65±3 岁	单日,动态力量 50%1RM, 10×10 分钟, 重复 3 组、 重复 1 组、 CON(休息)	运动后 90 分钟	重复 3 组:SBP↓26.5,DBP↓13.8; 重复 1 组:SBP↓17.9,DBP↓7.7; CON:SBP↓5,DBP↓2; 运动组 FVB↓; 重复 3 组 VS CON:SBP↓21.5,DBP↓11.8;重复 1 组 VS CON:SBP↓12.9, DBP↓5.7 重复 3 组练习比重复 1 组练习降压效果更佳,且前臂 FVP 下降更显著
Brito (2015) 巴西	$n=16$, 高血压, 女,56±3	力量练习, 10×10 分钟, 50%1RM VS 80%1RM VS CON(休息)	运动后 90 分钟	50%1RM:SBP↓18,DBP↓8; 80%1RM:SBP↓29,DBP↓14; CON:SBP↑3,DBP↓1 50%1RM VS CON:SBP↓21,DBP↓7 80%1RM VS CON:SBP↓32,DBP↓13 高强度比中强度降压效果好,运动组心脏迷走交感神经平衡得到改善,且 80%1RM 组更明显
Casonatto (2016) 巴西 META 分析	$n=646$, 正常, 高血压, ≥18 岁	单日,动态力量 40%~80%1RM, 约 6×10 分钟, 重复 3 个循环	运动后 1~24 小时	运动后 1 小时 VS CON:SBP↓3.3, DBP↓2.7; 运动后 1.5 小时 VSCON:SBP↓5.3, DBP↓4.6; 运动后 24 小时 VSCON:SBP↓1.7, DBP↓1.2; 小肌肉群 VSCON:SBP↓1.7,DBP↓2.4; 大肌肉群 VSCON:SBP↓3,DBP↓3.4; 大肌肉群练习降压效果优于小肌肉群; 高血压患者比正常者降压幅度大(↓9.05/5.45 比↓3.17/2.73),女性降幅大于男性(↓6.21/4.64 比↓3.99/2.5),且降幅与年龄无关

研究	研究对象	干预方案及分组	血压测量	结果（毫米汞柱）及结论
Trevizani (2017) 巴西	$n=21$，8 高血压，13 正常，男，59 ± 7.6 岁	4 周，3 次/周力量练习，15～20 次 2 组（50%1RM），HT、NT	每次运动后 10～20 分钟	HT 单次：SBP↓12.4，DBP↓4 NT 单次：SBP↓12，DBP↓3 HT4 周：SBP↓12.4，DBP↓10.9 NT4 周：SBP↓10，DBP↓7.1 且高血压组交感－迷走神经平衡性改善。4 周中等强度力量练习可显著降低 HT 和 NT 血压，HT 的降幅略大，与单次练习降幅相似
Assche (2017) 比利时	$n=15$，高血压前期和 1 期高血压，10 男 5 女，48 ± 7.1 岁	单日，等长握力，4×2 分钟，间歇 1 分钟，30%MVIC 持续收缩、对照组（休息）	运动后 1 小时，运动后 7 小时	运动后 1 小时：SBP↓3.5，DBP↓0.6，CON：SBP↓1.5，DBP↓0.3； 运动后 7 小时：SBP↓5.4，DBP↓5.6；CON：SBP↑0.23，DBP↓1.27 30%MVIC 的强度可以显著降低静息血压，且与对照组有显著性差异，降幅可以保持至少 7 小时
Souza (2018) 巴西	$n=10$，高血压，7 女 3 男，73.2 ± 2.2 岁	单日，等长握力，8×1 分钟，间歇 1 分钟，30%MVIC 组、CON（3%MVIC）	运动后 1 小时	CON：SBP↑2.9，DBP↑4.4 运动：SBP↓18.7，DBP↓1.6 VS CON：SBP↓21.6，DBP↓6 NO 和血乳酸值组间没有显著差异 30%MVIC 强度可以显著降低血压，但可能与 NO 水平无关
Olher (2019) 巴西	$n=24$，14 高血压 7 男 7 女，35.9 ± 8.1；10 正常 5 男，5 女，41.1 ± 9.4 岁	腿部等长运动，4×1 分钟，间歇 2 分钟 运动组 30%MVIC、CON（休息）	运动后 1 小时	HT 运动：SBP↓5.9，DBP↓1 HT 对照：SBP↑1.1，DBP↑3 NT 运动：SBP↑4，DBP↑1.2 NT 对照：SBP↑4，DBP↑6.2 NO 在 HT 运动后即刻↑，运动组过氧化氢酶↑ 30%MVIC 强度可以显著降低 HT 血压，显著高于对照组和正常组

研究	研究对象	干预方案及分组	血压测量	结果(毫米汞柱)及结论
Moraes (2012) 巴西 159	$n=15$, 高血压, 男, 46 ± 8 岁	12 周,动态力量, 7 个练习,12 次 3 组,间隔 2 分钟 (60%1RM), 单次运动组、 12 周运动组	运动后 1 小时	运动 12 周:SBP↓16,DBP↓12; 单次运动后:SBP↓22,DBP↓8 12 周中等力量练习可以显著降低高血压患者静息血压,其降幅与单次运动相似
Mota (2013) 巴西	$n=64$, 高血压, 女, 67.1 ± 6.2 岁	16 周,动态力量, 10 次,3 组起, 60%~80% 1RM 递增负荷次数, 运动组、CON	运动后 1 小时	运动组:SBP↓14.2,DBP↓3.5 CON:SBP↓4.1,DBP↓0.8 VS CON:SBP↓10.1,DBP↓2.7 16 周中高强度力量练习可以显著降低高血压患者血压
Carlson (2014) 澳大利亚 META 分析	$n=223$, 正常, 高血压,	大于 4 周, 30%~50%MVIC 等长力量, 6 项等长握力, 3 项腿部等长练习	未知	高血压:SBP↓4.31,DBP↓5.48,MAP↓6.01; 正常:SBP↓7.83,DBP↓3.08,MAP↓3.58 平均:SBP↓6.77,DBP↓3.96,MAP↓3.94 中等强度等长力量练习可以显著降低血压,可以作为辅助锻炼方式
Inder (2016) 澳大利亚 META 分析	$n=302$, 正常, 高血压, ≥18 岁	3~10 周, 等长力量, 平均约 4×2 分钟, 30%MVC, 每周 3 次	未知	平均:SBP↓5.2,DBP↓3.91,MAP↓3.33 ≥45 岁:SBP↓6.39,DBP↓2.26; <45 岁:SBP↓4.76,DBP↓3.78 <8 周:SBP↓2.99,DBP↓2.99; ≥8 周:SBP↓7.26,DBP↓3.02 上肢运动:SBP↓6.88,DBP↓3.64 下肢运动 SBP↓4.2,DBP↓2.66 坚持 8 周以上者其降压幅度显著高于不足 8 周者,上肢运动比下肢运动降压效果好,45 岁以上者降幅稍高,性别方面相差不大男比女为(↓7.05/2.8 比↓8/0.97)

续表

研究	研究对象	干预方案及分组	血压测量	结果(毫米汞柱)及结论
Macdonald (2016) 美国 META 分析	$n=2344$ 正常, 高血压, 高血压前期,47.2±19 岁	约为 15 周, 力量练习, 平均每周 3 次, 约 67%1RM, 平均 8 个练习, 11 次,3 组	未知	正常:SBP↓0,DBP↓0.9; 高血压:SBP↓5.7,DBP↓5.2; 高血压前期:SBP↓3,DBP↓3.3; 白人:SBP↓0;非白人:SBP↓4.7 <8 个练习:SBP↓1.4;≥8 个练习:SBP↓4.4 <3 天/周:DBP↓0.9;≥3 天/周:DBP↓4.5 力量练习对高血压患者比正常者降压幅度更大,非白人样本降压效果更佳,每周至少 3 次,每次 8 个以上练习其效果更佳
Damorim (2017) 巴西	$n=69$, 1 期高血压,20 男 49 女, 63.4±2.1 岁	17 周,3 天/周, 动态力量组: 50%~70%1RM, 12 次,3 组; 有氧组: 1×30 分钟,40%~60%HR$_{MAX}$	最后一次运动后 48 小时	动态力量:SBP↓6.9,DBP↓5.3 有氧:SBP↓16.5,DBP↓11.6 至少 20 次(7 周)练习才能最大限度降低血压,中等强度有氧运动比中等强度力量练习降压效果更好
Smart (2019) 澳大利亚 META 分析	$n=326$, 172 高血压,154 正常,48.58 岁	3~12 周, 约 3 天/周, 等长力量 平均 4×2 分钟, 10%~30%MVC, 运动组、CON	未知	运动组:SBP↓6.22,DBP↓2.78,MAP↓4.12 CON:SBP↓0.14,DBP↓0.45,MAP↓0.32 VS CON:SBP↓6.08,DBP↓2.33,MAP↓3.8 中低强度等长收缩可以显著降低血压

注:1RM:1 次重复最大力量;CON:对照组;FVP:前臂血管阻力;↓:降低;↑:升高;HT:高血压组;NT:正常组;MAP:平均动脉压;NO:一氧化氮;MVC:最大自愿收缩;MVIC:最大自愿等长收缩;HR$_{MAX}$:最大心率。

6.4.1.5　单次组合运动对原发性高血压的影响

组合运动被定义为穿插进行有氧运动和力量练习,也就是在单次运动的过程中两种运动方式都采用。单次组合运动降压效果的相关研究相对较少,总的来说,这些研究报告了 SBP 和 DBP 分别降低了 6～12 毫米汞柱和 3～17 毫米汞柱❶❷❸❹❺。有研究证明,由中等到高强度的有氧运动和中等强度的阻力运动(70%～75%1 RM)组成的单次组合运动降低了血压 6～11/3～5 毫米汞柱,并在运动后保持下降 60～90 分钟❻❼❽。同样,由中到高强度有氧运动和低强度阻力运动(40%～50%1 RM)组成的单次组合运动在练习后 30～180 分钟内

❶ Tibana R.A,Nascimento D.C,Sousa N.M,et al.Similar hypotensive effects of combined aerobic and resistance exercise with 1 set versus 3 sets in women with metabolic syndrome[J]. Clin Physiol Funct Imaging,2015,35(6):443-450.

❷ Anuciacao P.G,Farinatti P.T,Goessler K.F,et al.Blood pressure and autonomic responses following isolated and combined aerobic and resistance exercise in hypertensive older women [J]. Clin Exp Hypertens,2016,38(8):710-714.

❸ Azevedo L.M,Souza A.C,Santos L.E,et al.Fractionated concurrent exercise throughout the day does not promote acute blood pressure benefits in hypertensive middle-aged women[J]. Front Cardiovasc Med,2017,4:1-6.

❹ Santos E.S,Asano R.Y,Gomesfilho I,et al.Acute and chronic cardiovascular response to 16 weeks of combined eccentric or traditional resistance and aerobic training in elderly hypertensive women: a randomized controlled trial[J]. J Strength Cond Res,2014,28(11):3073-3084.

❺ Meneses A.L,Forjaz C.L,Lima P.F,et al.Influence of endurance and resistance exercise order on the post- exercise hemodynamic responses in hypertensive women[J]. J Strength Cond Res,2015,29(3):612-618.

❻ Tibana R.A,Nascimento D.C,Sousa N.M,et al.Similar hypotensive effects of combined aerobic and resistance exercise with 1 set versus 3 sets in women with metabolic syndrome[J]. Clin Physiol Funct Imaging,2015,35(6):443-450.

❼ Azevedo L.M,Souza A.C,Santos L.E,et al.Fractionated concurrent exercise throughout the day does not promote acute blood pressure benefits in hypertensive middle-aged women[J]. Front Cardiovasc Med,2017,4:1-6.

❽ Santos E.S,Asano R.Y,Gomesfilho I,et al.Acute and chronic cardiovascular response to 16 weeks of combined eccentric or traditional resistance and aerobic training in elderly hypertensive women: a randomized controlled trial[J]. J Strength Cond Res,2014,28(11):3073-3084.

将血压降低 7～12/3～17 毫米汞柱[1][2]。Caminiti[3] 对持续有氧运动、间歇运动和组合运动三种形式相比较发现,只有组合运动在单次运动后 24 小时的降压效果具有显著性。单次组合运动在中老年高血压人群中引起运动后低血压,降低的幅度似乎与有氧运动后观察到的相似甚至更有效。

6.4.1.6　长期组合运动对原发性高血压的影响

Corso[4] 等人考察进行组合运动对血压的影响,平均而言同时进行中等强度的运动 3 天/周(有氧运动,最大摄氧量的 55%;阻力运动,60%1 RM),每天约 60 分钟,持续 20 周,显著降低血压 3.2 毫米汞柱/2.5 毫米汞柱。Oliveira[5] 等对高血压患者进行实验研究也发现,组合运动可以降低高血压患者血压,SBP 和 DBP 分别下降 5.12% 和 5.7%(约 6.5/4.2 毫米汞柱)。Leandro[6] 等人通过实验证明有氧和力量练习的顺序不同,降压效果不具有显著性,平均可降低血压 5.3/7.2 毫米汞柱。

综上所述,有氧运动训练与动态阻力运动相结合的形式可起到降压的作用,其降压幅度与有氧运动相似,其效果不受锻炼顺序的影响(见表 6-3)。在现有的实验研究中也存在着样本量较小的缺陷,可能不足以说明其效果,因此需要更多的实验和样本来证明其降压的效果。

[1] Anunciacao P.G,Farinatti P.T,Goessler K.F,et al.Blood pressure and autonomic responses following isolated and combined aerobic and resistance exercise in hypertensive older women [J]. Clin Exp Hypertens,2016,38(8):710-714.

[2] Meneses A.L,Forjaz C.L,Lima P.F,et al.Influence of endurance and resistance exercise order on the post- exercise hemodynamic responses in hypertensive women[J].J Strength Cond Res,2015,29(3):612-618.

[3] Caminiti G,Mancuso A,Raposo A.F,et al.Different exercise modalities exert opposite acute effects on short-term blood pressure variability in male patients with hypertension[J].Eur J Prev Cardiol,2019,26(10):1028-1031.

[4] Corso L.M,Macdonald H.V,Johnson B.T,et al.Is concurrent training efficacious antihypertensive therapy? A meta- analysis[J]. Med Sci Sports Exerc,2016,48(12):2398-2406.

[5] Oliveira S.N,More A ,Polito M.D,et al.Effects of concurrent training with elastic tubes in hypertensive patients:A blind controlled randomized clinical trial[J].Exp Aging Res,2019, 46(1):68-82.

[6] Leandro M,Moura J,Barros G,et al.Effect of the aerobic component of combined training on the blood pressure of hypertensive elderly women[J].Rev Bras Med Esporte,2019,25 (6):469-473.

表 6-3 不同形式组合运动对血压的影响

研究	研究对象	干预方案及分组	血压测量	结果及结论
Tibana (2014) 巴西	$n=16$, 代谢综合征,女, 32.9 ± 2.7 岁	单日,组合练习, 30 分钟有氧 $(65\%\sim70\%HRR)$ +6 次力量练习 $(80\%10RM)$, 重复 1 组、重复 3 组、CON(休息)	运动后 90 分钟	重复 1 组:SBP↓13.2,DBP↓6.1 重复 3 组:SBP↓14.9,DBP↓4.9 重复 1 VS CON:SBP↓7.2 重复 3 VS CON SBP↓8.9 两种运动量都能显著降低血压,但重复三组与重复一组降压幅度相似
Meneses (2015) 巴西	$n=19$, 高血压,女, 57 ± 2 岁	单日组合练习, 30 分钟步行 $(50\%\sim60\%HRR)$, 10 次,3 组力量 $(50\%1RM)$, 有氧+力量组、力量+有氧组、CON(休息)	运动后 30 分钟	有氧+力量:SBP↑1,DBP↑3 力量+有氧:SBP↑3,DBP↑3 CON:SBP↑9,DBP↑6 有氧+力量 VS VON:SBP↓8,DBP↓3 力量+有氧 VS CON:SBP↓6,DBP↓3 力量和有氧的安排顺序对降压效果无显著影响,降幅显著大于对照组
Anunciacao (2016) 巴西	$n=21$, 高血压,女, 63 ± 1.9 岁	单日,组合练习, 40 分钟跑步 $(50\%\sim60\%HRR)$, 8 个动作力量练习 15 次,3 组 $(40\%1RM)$ 力量组、跑步组、组合组、CON(静坐)	运动后 180 分钟	有氧:SBP↓1.5,DBP↑2.1 力量:SBP↑0.9,DBP↑:3.5 组合:SBP↓2.2,DBP↓1.2 CON:SBP↑12.2,DBP↑15.2 有氧 VS CON:SBP↓13.7,DBP↓13.1 力量 VS CON:SBP↓11.3,DBP↓9.6 组合 VS CON:SBP↓14.4,DBP↓16.4 组合运动降压幅度略大于有氧运动,两种方式都优于力量练习

续表

研究	研究对象	干预方案及分组	血压测量	结果及结论
Caminiti (2019) 意大利	$n=21$，高血压，男，63 ± 7.2 岁	单日,间歇运动：3×5 分钟 $80\%\sim95\%$ VO_{2MAX},中间间隔 15 分钟低强度运动；有氧持续：60 分钟跑步 $55\%\sim70\%$ VO_{2MAX},组合：跑步（$55\%\sim70\%VO_{2MAX}$）30 分钟$+3$ 分钟 10 组,力量（30% 1RM）	运动后 $30\sim60$ 分钟	间歇：$SBP\downarrow3$,$DBP\downarrow2$ 有氧：$SBP\downarrow5$,$DBP\downarrow1.6$ 组合：$SBP\downarrow2.8$,$DBP\downarrow1.3$ 单次组合运动和间歇有氧运动降压幅度相似,都小于持续有氧运动
Santos (2014) 巴西	$n=60$，高血压，女，63 ± 2.3 岁	16 周,组合练习,20 分钟跑步（$65\%\sim75\%HRR$）$+10$ 次 3 组力量练习（离心力量或传统力量）（$70\%\sim110\%$ 10RM）离心组合、传统组合 、CON	运动后 1 小时	CON：$SBP\uparrow1.8$,$DBP\uparrow0.35$ 离心力量$+$有氧：$SBP\downarrow30.8$ $DBP\downarrow11.8$ 传统力量$+$有氧：$SBP\downarrow35.1$,$DBP\downarrow12.1$ 组合运动中,不同的肌肉收缩形式对血压降幅的影响不明显
Corso (2016) 美国 META 分析	$n=4110$，正常,高血压前期,高血压，55.9 ± 14.5 岁	$3\sim144$ 周,组合运动,有氧运动平均 35 分钟约 55% VO_{2MAX},力量练习平均 8 个练习 11 次 3 组,约为 60% 1RM,共持续约 58 分钟,正常组、高血压组、高血压前期组	未知	正常：$SBP\uparrow0.9$,$DBP\downarrow1.5$ 高血压前期：$SBP\downarrow2.9$,$DBP\downarrow3.6$ 高血压：$SBP\downarrow5.3$,$DBP\downarrow5.6$ 组合练习对高血压患者的降压效果最大,其次是高血压前期

研究	研究对象	干预方案及分组	血压测量	结果及结论
Oliveira (2019) 巴西	$n=23$, 高血压 15 男,8 女 62.5± 6.4 岁	8 周,组合运动, 25 分钟跑步 (70%~85%HRR) +弹力带力量, 6 个动作,15 次 (2 套),运动组、CON	运动后 72 小时	运动组:SBP↓5.12%,DBP↓5.27% CON:SBP↑0.38%,DBP↓0.39% 组合运动可以显著降高血压患者低血压,且提高了心肺能力和上肢肌力
Leandro (2019) 巴西	$n=24$, 高血压, 女,64.03± 0.19 岁	8 周,(3 天/周) 组合:力量 12 次 3 组,60%1RM, 组间 2 分钟休息; 步行 30 分钟, 60%RPR。 有氧+力量、 力量+有氧、 有氧+力量+有氧	每次运动后 5 分钟	有氧+力量:SBP↓0.4,DBP↓4.1 力量+有氧:SBP↑3,DBP↑0.4 有氧+力量+有氧:SBP↓18.8,DBP↓17.8 第三种形式的组合降压幅度更大,可能更适合高血压女性患者

注:HRR:心率储备;1RM:1 次重复最大力量;10RM:10 次重复最大力量;VO_{2MAX}:最大摄氧量;CON:对照组;RPR:静息脉率。

6.4.1.7 小结

单次运动与长期运动关系来看,单次有氧运动和单次等长力量与其长期训练之间降幅的相关性较高,而动态力量练习的相关性较低,组合运动相关对比缺乏证据证明。因此通过单次运动的降幅来预测长期降压效果用于有氧运动和等长力量练习的可靠性更高。相同强度间歇有氧运动与持续有氧运动之间的降压效果没有显著差异,效果受强度的影响更大。单次力量练习的降压效果受强度、重复组数和肌肉参与度的影响。组合运动的降压效果与锻炼的顺序无关。

在长期运动方面,发现组合运动比有氧运动降压幅度略大,但总体看两种方式的效果相似。力量练习虽然也可以显著降低高血压患者血压,但是其效果综合来看不如前两种方式,可以作为练习的补充。力量练习和有氧练习其降压效果的差异可能是由于二者的降压机制的不同。长期运动对高血压和高血压前期的影响更大,降压效果与每周锻炼的天数、持续周数有关。对不同年龄、性别之间的对比缺乏数据证明。

6.4.2　运动影响高血压的可能机制

单次有氧运动后运动低血压的特点是外周血管扩张导致血管阻力降低,单次力量练习后血压降低的特点是由于每搏量(单次搏动心输出量)减少和血管阻力增加而导致心输出量减少[1]。PEH 基础机制的不同可能与心脏交感神经激活和动脉压力感受性反射敏感性的改变以及局部血管舒张控制有关。单次运动后外周阻力的降低似乎主要由于运动引起的交感神经和肾素－血管紧张素系统的改变及其对血管、肾脏和压力感受器功能的影响[2][3][4]。

通过长期有规律运动训练观察到的血压降低主要是外周阻力降低的结果。虽然运动训练可改变心率和每搏量,但在健康人群中对静息心输出量的净影响微乎其微。外周阻力是由神经体液和结构适应所导致的,例如增加血管舒张因子(如一氧化氮)、减少血管收缩因子(如去甲肾上腺素)、增加的血管直径和增加的血管扩张性[5]。

Peng Wen Wen[6] 等认为长期有氧运动可以降低高血压前期的血压,其机制与 ACE—ANGⅡ—AT1 和 ACE2—ANG(1－7)—MAS 两条通路有关,通过动物实验发现运动组可以抑制血管紧张素转换酶(ACE)的 mRNA 的表达,心肌 ACE 降低,且抑制 AT1 受体和血管紧张素Ⅱ(ANGⅡ)的升高;此外,在运动 16 周时可抑制具有舒血管功能的血管紧张素 1－7(ANG(1－7))的降低;显著使高血压前期组的血管紧张素转换酶 2(ACE2)的 mRNA、MAS 受体和 ACE2

❶Romero S.A,Minson C.T,Hlliwili J.R.The cardiovascular system after exercise[J]. J Appl Physiol,2017,122(4):925-932.

❷Sabbahi A,Arena R,Elokda A,et al.Exercise and hypertension: uncovering the mechanisms of vascular control[J]. Prog Cardiovasc Dis,2016,59(3):226-234.

❸Luttrell M. J, Halliwili J. R. Recovery from exercise: vulnerable state, window of opportunity, or crystal ball[J].Front Physiol,2015(6):204-216.

❹Halliwill J.R,Buck T.M,Lacewell A.N,et al.Postexercise hypotension and sustained postexercise vasodilatation: what happens after we exer-cise[J].Exp Physiol,2013,98(1):7-18.

❺Sabbahi A,Arena R,Elokda A,et al.Exercise and hypertension: uncovering the mechanisms of vascular control[J]. Prog Cardiovasc Dis,2016,59(3):226-234.

❻Peng W. W, Hong L, Liu G. Y, et al. Prehypertension exercise training attenuates hypertension and cardiac hypertrophy accompanied by temporal changes in the levels of angiotensin Ⅱ and angiotensin [J].Hypertens Res,2019,42(11):1745-1756.

的水平上升从而促进血压的降低。Qi Jie[1]等通过动物实验证明，长期有氧运动可通过调节下丘脑室旁核中 toll 样受体 4（TLR4）、骨髓分化因子 88（MyD88）、不清楚因子 κB（NF-κB）的信号，来降低促炎细胞因子（PICs）从而降低交感神经的兴奋性，起到降压的作用。有氧运动可降低左心室质量和壁厚，提高中心抗氧化剂浓度，降低促氧化剂水平和动脉硬化，增加中心一氧化氮合酶（eNOS）活性，从而改善内皮功能，正常的内皮功能能够调节血管的紧张程度[2]。

有研究认为长时间的力量训练导致肌肉肥大的同时促进新的血管生成，使外周阻力下降，也是导致血压降低的原因。Oliveira-Dantas[3]等人发现 10 周力量练习后心脏交感神经兴奋性下降，副交感神经抑制减弱。先前的一项研究指出，有些运动增加了乳酸的释放，已知乳酸参与 NO 释放，因此乳酸的产生也会增加血液中 NO 的含量[4]。

此外，还有研究认为长期等长收缩减少了氧化应激（OS）即硫代巴比妥酸反应物和提高抗氧化防御（即增加了过氧化氢酶的活性），使 NO 在复苏过程中有更高的释放。有氧运动可降低左心室质量和壁厚，提高中心抗氧化剂浓度，降低促氧化剂水平和动脉硬化，增加中心一氧化氮合酶（eNOS）活性，从而改善内皮功能，正常的内皮功能能够调节血管的紧张程度。运动能够引起心脏及运动肢体血流量改变，从而影响 eNOS 活性，改变血液中 NO 的数量，最终使血管的舒张功能发生改变。

而组合运动降低血压的机制则是有氧练习和力量练习的综合，力量练习和有氧练习在降低外周阻力、改善内皮细胞功能等方面有着相近的作用[5]，力量练

---

[1] Qi J，Yu X. J，Li Y. F，et al. Exercise training attenuates hypertension through TLR4/MyD88/NF-κB Si,gnaling in the hypothalamic paraventricular nucleus [J]. Front Neurosci，2019,13:1-12.

[2] 王珅，王丹. 运动的血管内皮效应及其分子机制[J]. 心血管康复医学杂志，2019,28(5):670-672.

[3] Oliveira-Dantas F.F，Brasileiro-Santos M，Thomas S.G，et al. Short term resistance training improves cardiac autonomic modulation and blood pressure in hypertensive older women：A randomized controlled trial[J]. J Strength Cond Res，2020，34(1):37-45.

[4] Oiher R.R，Rosa T.S，Souza L ，et al. Isometric Exercise Improves Redox Balance and Blood Pressure in Hypertensive Adults[J]. Med Sci Sports Exerc，2019:11-21.

[5] 刘向辉，刘桂华，陈松娥. 等张运动与等长运动对高血压患者血脂及内皮素的影响[J]. 北京体育大学学报，2005,28(2):203-205.

习在减弱交感缩血管神经活动,降低心脏迷走调制等方面与有氧练习不同❶。因此两种练习方式的组合在降压机制方面形成互补。

6.5 建议

6.5.1 运动频率

高血压患者应该每周锻炼 5～7 天,以达到更持续的降压效果❷,具有高血压风险者每周至少锻炼 3 天以起到预防的效果。

6.5.2 持续时间

每天运动的时间可以是连续的也可以间歇的,有氧运动 30～60 分钟,中强度有氧运动每次≥10 分钟,高强度有氧每次 3～10 分钟;力量练习可包括 8～10 个练习,每个练习重复 8～12 次,根据自身状况进行 1～4 个循环;组合练习应包括 20～30 分钟有氧和 1 个循环的力量练习❸❹❺。

6.5.3 运动强度

高血压患者的锻炼强度应根据自身情况进行选择,安全是第一要义,可进行中到高强度运动,有氧运动 40%～60% 最大摄氧量,力量练习 50%～80%

---

❶黄伟.不同运动方式对顽固性高血压患者心血管自主神经功能的影响[J].中国运动医学杂志,2014,33(5):431-439.

❷Mills K.T,Bundy J.D,Kelly T.N,et al.Global disparities of hypertension prevalence and control:a systematic analysis of population based studies from 90 countries[J].Circulation,2016,134(6):441-450.

❸Carpio-Rivera E,Moncada-Jimenez J,Salazar-rojas W,et al.Acute effects of exercise on blood pressure:a meta-analytic investigation[J].Arq Bras Cardiol,2016,106(5):422-433.

❹Bhammar D.M,Angadi S.S,Gaesser G.A.Effects of fractionized and continuous exercise on 24h ambulatory blood pressure[J].Med Sci Sports Exerc,2012,44(12):2270-2276.

❺Miyashita M,Burns S.F,Stensei D.J.Accumulating short bouts of running reduces resting blood pressure in young normotensive/pre-hypertensive men[J].J Sports Sci,2011,29(19):1473-1482.

1RM。具有高血压风险者可根据自身情况适当提高运动强度❶❷❸。

6.5.4　运动形式

练习形式应尽可能选择长时间、有节奏、大肌肉群参与的有氧运动如健步走、慢跑、游泳等。力量练习应选择上、下半身主要肌群为目标多关节或单关节的练习,例如借助哑铃的上肢练习,有阻力的腿部屈伸练习、俯卧撑等❹,有跌倒风险的老年人可以加入平衡练习。行动不便者可以选择等长力量练习如等长握力练习、等长腿伸练习等❺。

6.5.5　注意事项

在运动过程中应尽量避免憋气,运动过程中 SBP 应在 220 毫米汞柱以下,DBP 在 105 毫米汞柱以下。经常在运动前后静息状态下测量血压了解自身状况,有条件可以在运动期间佩戴 24 小时血压监测仪。运动强度和量应循序渐进逐渐适应,避免大幅增加❻。

6.6　小结与展望

新的研究证明无论是持续有氧运动还是间歇有氧运动都可以显著降低血压,两者不具有显著差异,在保证安全的前提下运动强度的增加会产生更大的降幅。动态力量练习和等长力量练习对于降低血压是有益的,其降压效果略逊

❶ Pescatello L.S, Macdonald H.V, Lamberti L, et al. Exercise for hypertension: a prescription update integrating existing recommendations with emerging research[J]. Curr Hypertens Rep, 2015, 17(11): 801-812.

❷ Eicher J.D, Maresh C.M, Tongalis G.J, et al. The additive blood pressure lowering effects of exercise intensity on post-exercise hypotension[J]. Am Heart J, 2010, 160(3): 513-520.

❸ Mills K.T, Bundy J.D, Kelly T.N, et al. Global disparities of hypertension prevalence and control: a systematic analysis of population based studies from 90 countries[J]. Circulation, 2016, 134(6): 441-450.

❹ Moraes M.R, Bacurau R.F, Simoes H.G, et al. Effect of 12 weeks of resistance exercise on post-exercise hypotension in stage 1 hypertensive individuals[J]. J Hum Hypertens, 2012, 26(9): 533-539.

❺ Inder J.D, Carlson D.J, Dieberg G, et al. Isometric exercise training for blood pressure management: a systematic review and meta-analysis to optimize benefit[J]. Hypertens Res, 2016, 39(2): 88-94.

❻ Kokkinos P, Narayan. Cardiorespiratory fitness in cardiometabolic diseases [M]. Switzerland: Springer, 2019: 137-168.

于有氧运动,受到强度和重复组数的影响。有氧加力量的组合运动在降压机制上形成互补,因此降压效果可能会更佳,目前的研究也证明其降压的效果和有氧运动相似,但是仍需要更多的实验研究来证明。在日常的锻炼中也更推荐每周5~7次的练习频率并保持长期坚持,无论是预防还是辅助治疗都具有良好的效果。

　　未来的研究也可以针对不同程度的高血压匹配不同形式的运动达到最佳的降压效果,也可针对更具体的运动项目或练习内容来研究其降压的效果,更利于运动处方的形成。此外,虽然更大的运动强度对于血压更有益,但是高强度对高血压患者带来的风险因素需要加强研究。单次运动和长期运动降压效果之间的关系并不明确仍需研究,且运动后效果的持续时间证据并不一致。

　　(该文发表于中国体育科技杂志,作者:刘泉清,刘敏)

第7章 有氧运动对肥胖高血压青少年身体形态、血压、糖脂代谢等指标的影响

7.1 研究背景

肥胖是由遗传、环境、长期热量蓄积等多因素造成的一种慢性、多因子的复杂疾病,肥胖相关高血压发病机制尤其复杂,受多种因素影响。肥胖与高血压往往呈并发状态,随着肥胖问题在全球范围内的蔓延,肥胖相关高血压也日益成为严峻的公共健康问题,这一问题在儿童青少年身上也日趋严重。我国青少年由于体力活动减少加之处于营养转型期,肥胖问题愈发严重。自20世纪90年代初,我国儿童超重、肥胖率全面升高,我国大城市近二十年来儿童超重、肥胖率增加了4～6倍,比发达国家肥胖流行发展更为迅猛。

多项研究显示,儿童、青少年中原发性高血压患病率与肥胖高度关联,一半以上的高血压青少年都伴有超重或肥胖,超重及肥胖儿童高血压患病率是体重正常儿童的数倍至数十倍,且发胖越早,时间越长,高血压患病风险也就越高。儿童青少年的高血压以原发性高血压为主,以轻中度血压升高为主要表现,一般不伴有明显的临床症状,缺乏自我感知,不易被发现。一项持续约20年的前瞻性研究发现,43%的儿童青少年高血压会发展成成人高血压,正常组人群中这一比例仅为9.5%。随年龄增长,原发性高血压的比例逐渐升高。据2010年我国(部分省市)的调查结果显示,儿童、青少年高血压发病率分别为学龄前儿童2%～4%,学龄儿童4%～9%。

诸多研究表明减轻体重可以预防或改善正常体重或肥胖者的高血压。对于肥胖合并高血压者而言,据估计体重每减轻1公斤,收缩压和舒张压均下降0.45毫米汞柱。减轻5%～10%的体重有利于控制血压以及减少血压控制药

物的用量。在众多减肥方法中,生活习惯的改变(如运动结合饮食控制)被认为是最安全的。有氧运动以其安全、简单、方便和经济的特点而受到肥胖者的认可。有氧运动作为一种应激源,机体会产生复杂的全身性应激效应,通过一系列复杂的过程影响人体的组成结构和代谢。适宜运动可以减少肥胖者脂肪堆积程度,达到降低肥胖度的目的。同时,运动可以增强体质,促进健康,降低与肥胖症密切相关的慢性疾病发病率,具有其他减肥方法不可能达到的健康促进作用。在诸多运动方式中规律有氧运动对肥胖高血压人群最为有利。一些高血压指南中,如美国高血压预防、监测、评估和治疗委员会有关高血压预防、检测、评估和治疗的第七次报告(JNC-7)、世界卫生组织/国际高血压联盟(WHO/ISH)及权威的国家级报告如《美国体力活动指南》等,均鼓励包括高血压患者在内的全社会人员坚持规律有氧运动。

肥胖诱发高血压是一个慢性过程,其确切机制尚不明确,存在诸多影响因素,其中包括交感神经系统(SNS)的过度激活、肾素—血管紧张素—醛固酮系统(RAAS)激活、代谢调节异常(如高胰岛素血症、脂肪因子失衡等)、血管结构功能改变、氧化应激等。这些因素或独立或联合作用于肥胖诱发高血压的过程。近年来,肥胖诱发高血压的致病机制研究愈加深入,为疾病治疗提供了新的思路和方向。

肥胖相关高血压病目前尚缺乏相关防治指南,但几乎所有专家学者都一致认同以运动结合饮食控制为主的生活方式干预。而减轻体重是肥胖相关高血压控制的首要目标。荟萃分析表明,在两年内每减重 1 公斤,血压降低 1 毫米汞柱;但两年后每减重 10 公斤,血压只下降 4.6~6 毫米汞柱,提示血压与体重的关系复杂,且宜早进行干预。

肥胖症患者容易并发高血压病,其机制也有待于深入研究。肥胖相关高血压病的发病环节受何种生物因子的影响、因子之间的相互关系、有氧运动是否对这些高血压病的发病因子产生作用、有氧运动是否对肥胖青少年早期高血压具有良好的干预效果等问题目前尚缺乏相应的研究。

本研究通过对肥胖青少年实施 4 周的封闭有氧训练,观察有氧运动干预前后肥胖儿童少年的糖脂代谢、循环血液 RAAS 组分、脂肪因子及炎症水平、血管内皮功能的变化等指标,探讨有氧运动对肥胖青少年高血压病致病因素的影响,以及代谢综合征发病环节与高血压病的相互影响(见图 7-1)。为有氧运动降低肥胖症青少年高血压患病风险提供理论和实验依据;为运动“治未病”提供理论支持;为进一步推动全民健身深入开展和相关体育产业发展提供科学的理论依据,可望产生积极的社会效益和经济效益。

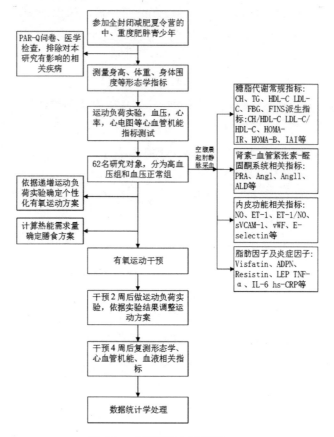

图 7-1 本研究技术路线图

肥胖与高血压往往呈并发状态。许多研究中肥胖被认为是诱发高血压、动脉粥样硬化等心血管疾病的独立危险因素❶❷❸❹。以糖脂代谢紊乱为典型代表

❶Manson J.E, Colditz G.A, Stampfer M.J, et al. A prospective study of obesity and risk of coronary heart disease in women[J]. N Engl J Med,1990, 322(13): 882-889.

❷Chobanian AV, Bakris GL, Black HR, et al. Seventh report of the Joint National Committee on Prevention, Detection, Evaluation, and Treatment of High Blood Pressure[J]. Hypertension,2003, 42(6): 1206-1252.

❸Henry SL, Barzel B, Wood-Bradley RJ, Burke SL, Head GA, Armitage JA. Developmental origins of obesity-related hypertension[J]. Clin Exp Pharmacol Physiol, 2012, 39(9): 799-806.

❹Jordan J, Yumuk V, Schlaich M, et al. Joint statement of the European Association for the Study of Obesity and the European Society of Hypertension: obesity and difficult to treat arterial hypertension[J]. J Hypertens, 2012, 30(6): 1047-1055.

的代谢综合征（Metabolic syndrome，MS）在肥胖相关高血压病的发生发展中扮演了重要角色。糖脂代谢紊乱在介导肥胖和心血管事件中处于核心地位，三者互为影响联系密切[1]。在 2007 年欧洲高血压学会（European Society Of Hypertension，ESH）和欧洲心脏病学会（European Society of Cardiology，ESC）联合发布的高血压指南中，首次将 MS 列为高血压独立危险因素。在该指南中代谢方面的危险因素在肥胖相关高血压危险因素中占据了相当大的比例[2]。因此，研究 MS 与肥胖相关高血压的关系，探讨其内在机制对于预防和治疗肥胖相关高血压具有积极的现实意义。

本研究对正常血压和高血压肥胖青少年进行 4 周有氧运动干预，观察 4 周有氧运动干预后肥胖青少年身体形态、糖脂代谢及血压的变化情况，探讨有氧运动对肥胖状况的改善情况及各指标与血压的内在联系，为肥胖青少年采取有效的减肥措施、早期防治肥胖相关性高血压提供理论参考。

7.2 受试对象

参加封闭式减肥夏令营的肥胖青少年依据血压、肥胖程度进行筛选，64 名 13～17 周岁年龄段自愿参加本研究的肥胖青少年，其中 32 名血压偏高者（男性 19 名，女性 12 名），32 名正常血压者（男性 13 名，女性 18 名），将其分为肥胖高血压组和肥胖正常血压组（诊断标准参照《中国高血压防治指南 2010 年修订版》血压范围在收缩压或舒张压大于等于 95 百分位数且小于 99 百分位数者，排除继发性高血压、白大衣高血压、青春期高血压，无服用降压药史）[3]。实验前与受试对象的法定监护人签署知情同意书，告知受试者实验期间的安排及注意事项。

注：由于中途两组受试对象各有 1 人退出本研究，至研究结束共剩余 62 名符合本研究的受试对象。

---

[1] Ma GS，Ji CY，Ma J，et al. Waist circumference reference values for screening cardiovascular risk factors in Chinese children and adolescents[J]. Biomed Environ Sci，2010，23(1)：21-31.

[2] Dohi T，Miyauchi K，Okazaki S，et al. Decreased circulating lipoprotein-associated phospholipase A2 levels are associated with coronary plaque regression in patients with acute coronary syndrome[J]. Atherosclerosis，2011，219(2)：907-912.

[3] 李瑞杰. 中国高血压防治指南（2010 年修订版）重点内容介绍[J].中国临床医生，2012，(2)：69-72

由于我国目前仅有学龄儿童青少年超重、肥胖筛查 BMI（计算方法为体重/身高的平方）分类标准[1]，而无针对肥胖状况进一步分级的参考标准，故本研究参照 2000 年 WHO 西太平洋地区肥胖症特别工作组提出的亚洲成人体重分级建议：BMI 值 18.6～22.9 为正常体重，BMI 值 23.0～24.9 为超重，BMI 值 25.0～29.9 为 Ⅰ 度肥胖（中度），BMI≥30 为 Ⅱ 度肥胖（重度）[2]。经 PAR-Q 问卷、询问病史、体格检查及递增运动负荷试验，排除不适宜参加本研究的相关疾病患者。将受试对象分为肥胖高血压组和肥胖正常血压组，受试对象基本情况见表7-1。

表 7-1　受试对象基本情况

指标	性别	肥胖正常血压组 男(n＝13) 女(n＝18) 总体(n＝31)	肥胖高血压组 男(n＝19) 女(n＝12) 总体(n＝31)
年龄(y)	男性	14.8±1.7	15.5±1.4
	女性	15.8±1.4	15.5±1.4
	总体	15.4±1.6	15.5±1.4
身高(cm)	男性	172.1±6.5	172.0±6.9
	女性	160.2±4.3	164.4±5.9
	总体	165.2±7.9	169.1±7.4
体重(kg)	男性	100.0±13.4	100.9±14.7
	女性	85.9±13.2	93.7±13.1
	总体	91.8±14.8	98.2±14.3
BMI	男性	33.7±3.5	34.0±4.1
	女性	33.5±4.8	34.6±3.8
	总体	33.6±4.2	34.3±3.9

[1] 中国肥胖问题工作组.中国学龄儿童青少年超重、肥胖筛查体重指数值分类标准[J]. 中华流行病学杂志,2004,(2)：10-15.

[2] World Health Organization Western Pacific Region, International Association for the Study of Obesity and International Obesity Task Force. (2000)The Asia-Pacific Perspective：Redefining Obesity and Its Treatment. Health Communications Australia Pty Limited：Melbourne, Australia.

7.3　研究方法

7.3.1　有氧运动方案

根据健康检查和递增运动负荷试验结果制定个性化的有氧运动处方。以心率为运动强度监控指标,靶心率范围参考卡沃南公式(The Karvonen Formula)[1]考虑受试对象的实际健康状况和运动负荷试验测试结果,同时参考李蕾[2]等人的研究,制订个性化运动方案。最大心率＝220－年龄,目标强度要低于卡沃南公式计算的强度,具体为:靶心率(THR)＝安静心率(RHR)＋心率储备(最高心率－RHR)×(20％～40％)。根据受试对象的年龄计算,此强度区间在110～150 次/分。受试者每天上午和下午分别进行 2 小时的有氧运动,其中包括准备活动(10～15 分钟)以及整理活动(5～10 分钟),运动项目包括游泳、快走、有氧操、体育游戏等,运动由专职教练指导,有专人进行强度监控。

运动过程中,全程使用 POLAR 表监控受试对象的实际运动强度,确保其运动强度在目标心率范围内。由运动防护人员及专职辅导员全程配合教练实施有氧运动干预计划,充分调动受试者的积极性,确保干预过程中不出现消极偷懒现象,保障每天干预计划的实施质量。干预第二周再次进行递增运动负荷试验,根据安静心率和完成定量负荷即刻的心率及时调整有氧运动干预的目标强度,确保干预质量。

7.3.2　饮食方案

根据体重、年龄和基础代谢率(根据 Harris-Benedict 方程式计算)计算每日热能生理需要量。以满足生理需求量和营养物质的合理供给为原则,由营养师依据热量计算情况制定个性化的饮食方案。饮食方案中保证供给足量蛋白质,配餐选择中适当减少高脂肪高热量食物,适当增加果蔬的供给。配餐中热量分配遵循以下标准:脂肪占 10％～15％,碳水化合物占 55％～65％,蛋白质占20％～35％。三餐热量所占比重约为 3∶4∶3[3]。尤其注意必需氨基酸、必需

[1] Karvonen M.J，Kentala E，Mustala O. The effects of training on heart rate；a longitudinal study[J]. Ann Med Exp Biol Fenn，1957，35(3)：307-315.

[2] 李蕾，戚一峰，郭黎，陈文鹤. 运动减肥中运动强度确定依据的实验研究[J]. 上海体育学院学报，2006，30(4)：50-53.

[3] 郭吟，陈佩杰，陈文鹤.4 周有氧运动对肥胖儿童青少年身体形态、血脂和血胰岛素的影响[J]. 中国运动医学杂志，2011，30(5)：426-431.

脂肪酸和维生素的供给,配置含电解质的运动饮料。

具体饮食方案遵循如下原则:

(1)限制总热量的摄入,其主要目的在于防止机体进一步加剧脂肪堆积,脂肪的消耗仍然依赖于有氧运动。限制总热量的同时应保证膳食营养平衡,保证食物热量来源比例适中,同时保证主要营养素的充足供给。优化烹饪方式,建议厨师以炖、凉拌、蒸煮等烹饪方式为主,尽量避免油煎和油炸。

(2)保证蛋白质的充足供给,但须限制供应总量,防止摄入过多增加肝肾负担以及脂肪合成,每餐提供优质蛋白质来源确保质量。

(3)严格控制脂肪摄入量,保证必须脂肪酸供给,减少高脂饮食,尤其尽量避免摄入过多的动物脂肪。

(4)保证碳水化合物食物来源的多样性,但限制摄入总量,食物尽量选择血糖生成指数较低的主食。

(5)保证足量饮水,配置富含电解质的低热量饮料。建议受试对象每日饮水量为2000毫升左右,干预期间应尽量避免饮用茶、咖啡等饮料。运动大量出汗后,适当补充含钠、钾、钙含量高的食物,如菌藻类、海产品等。

(6)加强宣传教育,培养良好的生活习惯,全程禁止吸烟、饮酒。由于本次干预采用全封闭式干预手段,受试者饮食起居规律得以规范化,有利于干预质量的控制。

7.3.3 实验指标测定及方法

7.3.3.1 身体形态指标测定

4周有氧运动前后,测量肥胖青少年身高、体重、体成分、BMI、腰围、臀围等指标;身体形态指标由受过训练的专人负责测试,重复测试三次取均值,每阶段测试由同一测试人员完成,测试状态均为晨起空腹。由于《国家学生体质健康标准》和《国民体质测定标准手册及标准》均无青少年身体围度的具体测试方法和标准,本研究参照《体育测量评价》实施测量。具体测试方法如下。

(1)身高:采用符合国家标准生产的电子身高计进行测量,测量器材放置于平坦地面并靠墙。测试时受试者赤足,立正姿势站在身高计的底板上(双臂自然下垂,足跟并拢,足尖分开成60°),足跟、骶骨部及两肩胛间与立柱相接触(三点靠立柱),躯干自然挺直,头部正直,两眼平视前方,耳廓上缘与眼眶下缘呈水平位(两点呈水平)。测试者站在受试者右侧,将水平滑板下滑至受试者头顶,水平压板与头部接触时松紧要适度,头顶的发辫要松开,发结等饰物要取下。测试者读取并记录显示屏上的数值。

（2）体重：采用符合国家标准生产的电子体重计进行测量，将电子体重计置于平坦地面上，调零。受试者测量前排空大小便，穿着质轻短衣裤，站立于秤台中心位置。待受试者站稳、秤的数值显示稳定后读数并记录体重值。读数以公斤为记录单位，精确至 0.1 公斤。两次读数误差不超过 0.1 公斤。电子秤每次使用前进行校正。受试者站立在秤台中央，上、下秤台动作轻柔。每次测量标准一致，受试者着轻薄短衣裤，测量前不能饮水、进餐，测量时间一致等。

（3）体成分：采用双能 X 射线吸收法 Dual Energy X-ray Bone Densitometer DXA 测量体成分。测试仪器为美国通用（GE）公司 LUNAR PRODIGY 双能 X 线骨密度仪，配套软件版本为 12.2，测试前 1 小时进行仪器的预热和校准，采用全身扫描模式，计算机自动识别身体不同区域，设备由专业人员操作。测试前要求测试对象空腹，着轻薄贴身衣物，不可佩戴戒指、项链等金属物品。测试时采取平卧姿势，应用 DEXA 标准模式测试。设备具体扫描条件为：电压（76±3）千伏，电流 0.15 毫安，两束 X 线的管电压分别为 38 伏和 70 千伏，扫描质点范围为 197 厘米×60 厘米，宽度为 60 厘米，样本扫描时间 6～13 分钟，辐射吸收剂量约为 0.002 毫戈瑞。测试结束后配套软件自动记录全身及局部的脂肪重量等参数。

（4）腰围：使用符合国家标准生产的软带尺测量。测试前使用标准钢尺校对软带尺，每米误差不超过 0.2 厘米。腰围的测量部位目前还没有统一标准。本研究采用自肋骨下缘和髂连线的中点，左右两侧各定一个测量点，测量时软尺应通过两个测量点。在被测者呼气末期读数，读数以"厘米"为单位，精确至 0.1 厘米。两次测量的误差不超过 1 厘米。

（5）臀围：符合国家标准生产的软带尺。使用前用标准钢尺校对软带尺，每米误差不超过 0.2 厘米。被测者自然站立，臀部放松，呼吸自然。臀围的测量部位目前还没有统一标准。比较常用的有两个部位：臀部的最高点；股骨大粗隆水平。本研究采用臀部最高点进行测量，测量者用软尺置于臀部测量点，水平围绕臀部一周进行测量。读数以"厘米"为单位，精确至 0.1 厘米。

7.3.3.2　血压测量

受试对象血压测量方法、步骤、诊断标准均遵照《中国高血压防治指南 2010 年修订版》进行。袖带的大小对于测量结果的准确性至关重要，通常依据被测者的上臂围大小来选择合适的袖带测量，理想袖带的气囊宽度应至少等于右上臂鹰嘴与肩峰中间位置围度的 40%，气囊宽度与长度的比值至少为 1：2。袖带过小测量血压值偏高，袖带过大测量血压值偏低。由于本研究受试对象均为中、重度肥胖儿童青少年,受试对象右上臂围均较大,故本研究中均使用成人测试袖带进行测试。测量受试者坐位右上肢血压。测量血压采用临床使用的水银血压计用听诊的方式进行测量。测量时将钟式听诊器放于肘窝近端中间、肱动脉搏动上,袖带边缘以下。测量前应避免食用刺激性食物或服用刺激性药物,避免剧烈运动,静坐5分钟以上。由于血压测量可受测试者情绪、体位、时间等诸多因素的影响,因此1次血压升高并不能完全反应受试者的真实血压水平,应进行多次重复测试,每次检测需测量3次取平均值,根据3次检查中最高均值诊断是否为高血压。目前对于柯氏音第Ⅳ时相(K4)或第Ⅴ时相(K5)哪个更能真实反映儿童舒张压水平,至今尚无定论,故该标准同时给出K4和K5的诊断切点,本研究中选取K4为诊断切点。测试时间安排在上午8:00～10:00,由专业医师负责测试,两次测试时间安排及测试人员一致。

儿童青少年高血压诊断标准定义如下:

正常高值血压为平均收缩压和(或)舒张压大于等于90百分位数且小于95百分位数;(P_{90}＞～≥P_{95}),或12岁及以上儿童,平均收缩压和(或)舒张压大于等于120/80毫米汞柱(≥120/80毫米汞柱)但低于95百分位数(＜P_{95});高血压定义为平均收缩压和(或)舒张压大于等于95百分位数但小于99百分位数(P_{95}≤～＜P_{99});严重高血压定义为平均收缩压和(或)舒张压大于等于99百分位数(≥P_{99})男女儿童青少年不同年龄血压参考值详见表7-2、表7-3。

表7-2 中国儿童青少年血压评价标准—男(毫米汞柱)

年龄（岁）	SBP			DBP-K4			DBP-K5		
	P_{90}	P_{95}	P_{99}	P_{90}	P_{95}	P_{99}	P_{90}	P_{95}	P_{99}
3	102	105	112	66	69	73	66	69	73
4	103	107	114	67	70	74	67	70	74
5	106	110	117	69	72	77	68	71	77
6	108	112	120	71	74	80	69	73	78
7	111	115	123	73	77	83	71	74	80
8	113	117	125	75	78	85	72	76	82
9	114	119	127	76	79	86	74	77	83
10	115	120	129	76	80	87	74	78	84
11	117	122	131	77	81	88	75	78	84
12	119	124	133	78	81	88	75	78	84

续表

13	120	125	135	78	82	89	75	79	84
14	122	127	138	79	83	90	76	79	84
15	124	129	140	80	84	90	76	79	85
16	125	130	141	81	85	91	76	79	85
17	127	132	142	82	85	91	77	80	86

表 7-3　中国儿童青少年血压评价标准—女(毫米汞柱)

年龄 (岁)	SBP			DBP-K4			DBP-K5		
	P_{90}	P_{95}	P_{99}	P_{90}	P_{95}	P_{99}	P_{90}	P_{95}	P_{99}
3	101	104	110	90	95	99	90	95	99
4	102	105	112	66	68	72	66	68	72
5	104	107	114	67	69	73	67	69	73
6	106	110	117	68	71	76	68	71	76
7	108	112	120	70	73	78	69	72	78
8	111	115	123	72	75	81	70	73	79
9	112	117	125	74	77	83	71	74	81
10	114	118	127	75	78	85	72	76	82
11	116	121	130	76	80	86	73	77	83
12	117	122	132	77	80	87	74	77	83
13	118	123	132	78	81	88	75	78	84
14	118	123	132	78	81	88	75	78	84
15	118	123	132	78	82	88	75	78	84
16	119	123	132	78	82	88	75	78	84
17	119	124	133	78	82	88	75	78	84

7.3.3.3 递增运动负荷实验

分别于干预前和干预两周后对受试对象进行两级递增运动负荷实验,运动负荷实验过程中对实验对象进行安静和运动心电图的描记,为运动处方的制订和修正提供依据,保证有氧运动干预的安全和有效。在本研究实施的中间阶段也就是干预两周后再次进行递增运动负荷实验的主要目的在于以此调整和修正运动处方。递增运动负荷实验具体操作流程如图 7-2 所示。

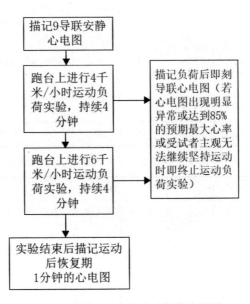

图 7-2 递增运动负荷实验操作流程图

注:整个测试过程中用 Polar 表检测记录心率

7.3.3.4 血液指标测定

分别在有氧运动干预前 1 天与干预 4 周后次日清晨采集空腹状态肘静脉血 5 毫升室温静置 30 分钟,3000 转/分离心 10 分钟后提取血清。使用 OLYMPUS AU680 全自动生化分析仪测试空腹血糖(FBG,己糖激酶法)和血脂四项即:总胆固醇(TC,CoD-PAP 法)、甘油三酯(TG,GpO-PAP 法)、低密度脂蛋白胆固醇(LDL-C)、高密度脂蛋白胆固醇(HDL-C,匀相测定法),化学发光法测胰岛素,胰岛素(INS,化学发光)SIEMENS IMMULITE 2000 化学发光免疫分析仪,所用试剂均来自 OLYMPUS 及 SIEMENS 配套原厂试剂。

使用 FINS、FBG 计算胰岛素抵抗指数(HOMA-IR)、胰岛素分泌指数(HOMA-β)、李光伟胰岛素敏感指数(IAI),具体计算方法如下:

$$HOMA\text{-}IR = FBG(mmol/L) \times FINS(mIU/L)/22.5$$

$$HOMA\text{-}\beta = FINS(mIU/L) \times 20/[FBG(mmol/L)\text{-}3.5]$$

$$IAI = 1/[FBG(mmol/L) \times FINS(mIU/L)]$$

7.3.4 主要仪器设备

本部分测试相关指标所使用的主要设备如表 7-4 所示,本研究血液指标相关测试试剂均使用设备配套原厂试剂。

表 7-4　主要测试仪器

设备名称及型号	产地或来源
遥测心率 POLAR 表	芬兰
TCS XK3190-A12E 电子秤	中国
电子身高计	中国
玉兔 XJ11D 台式水银医用血压计	中国
身体测量软尺	中国
飞鸽 PL-4000B 型离心机	中国
GE LUNAR PRODIGY 双能 X 线骨密度仪及其配套软件	美国
OLYMPUS AU680 全自动生化分析仪	日本
SIEMENS IMMULITE 2000 化学发光免疫分析仪	德国
上海医用电子仪器公司生产 ECG-6951 型心电图机	中国
h/p/cosmos pulsar4.0 运动跑台	德国

7.3.5 数据统计学处理

采用 IBM SPSS Statistics 19 软件包进行统计学处理,对数据进行正态分布检验(Shapiro-Wilk 检验)和方差齐性检验,正态分布数据用均数±标准差((X±SD)表示,非正态分布数据用中值(P_{25},P_{75})表示。不服从正态分布数据,经对数转换成正态分布或近似正态分布后进行分析。代谢指标组间比较采用 t 检验;各指标与血压的相关性均采用控制性别、年龄的偏相关分析,其余相关分析采用 Person 线性相关分析,相关性以相关系数表示分析结果,相关系数绝对值的大小表示相关性的大小,正负号表示为影响的方向。

7.4 研究结果

7.4.1 有氧运动对受试对象身体形态的影响

由表 7-5 可见,男女受试对象在身体形态相关指标上均发生了明显的改变。总体上两组受试对象经 4 周的有氧运动干预之后与干预前比较在体重、BMI、PBF、WC、WHR、WHtR 等身体形态学指标均显著下降($P < 0.01$),肥胖高血压组与正常组相比在实验前后身体形态指标均无显著性差异($P > 0.05$)。

两组受试对象男、女同性别间及总体在实验前收缩压(SBP)、舒张压(DBP)均呈现高度显著性差异($P < 0.01$),男性受试对象及总体脉压差(PP)呈显著性

差异($P<0.05$);经 4 周有氧运动干预后肥胖正常血压组血压指标前后无显著性差异,肥胖高血压组 SBP、DBP 出现高度显著性的降低($P<0.01$),男性受试对象及总体 PP 出现显著性下降($P<0.05$);有氧运动干预后两组间 SBP、DBP 仍呈高度显著性差异($P<0.01$),PP 无差异。

表 7-5　受试对象主要身体形态指标及血压的变化情况

指标	性别	肥胖正常血压组		肥胖高血压组	
		实验前	实验后	实验前	实验后
Weight(kg)	男性	100.0±13.4	90.3±11.9[&&]	100.9±14.7	90.7±13.7[&&]
	女性	85.9±13.2	78.4±11.5[&&]	93.7±13.1	85.9±11.8[&&]
	总体	91.8±14.8	83.4±12.9[&&]	98.2±14.3	88.8±13.0[&&]
BMI(kg/m²)	男性	33.7±3.5	29.9±3.3[&&]	34.0±4.1	29.8±3.7[&&]
	女性	33.5±4.8	29.9±4.1[&&]	34.6±3.8	31.2±3.5[&&]
	总体	33.6±4.2	29.9±3.7[&&]	34.3±3.9	30.3±3.6[&&]
PBF(%)	男性	39.6±4.2	36.9±5.0[&&]	39.26±5.00	35.7±4.9[&&]
	女性	46.9±5.2	45.8±4.3[&]	45.79±3.00	44.8±4.0[&]
	总体	43.8±6.0	42.1±6.3[&&]	41.8+5.4	39.3±6.4[&&]
WC(cm)	男性	107.4±9.3	98.7±9.3[&&]	105.3±9.6	95.5±9.9[&&]
	女性	98.9±12.7	91.7±9.0[&&]	100.4±9.2	94.7±8.6[&&]
	总体	102.4±12.0	94.6±9.6[&&]	103.4±9.6	95.2±9.3[&&]
WHR	男性	0.96±0.06	0.94±0.06[&&]	0.93±0.04[#]	0.90±0.04[* &&]
	女性	0.89±0.07	0.87±0.04[&]	0.89±0.05	0.87±0.06[&]
	总体	0.92±0.07	0.90±0.06[&&]	0.91±0.05	0.89±0.05[&&]
WhtR	男性	0.62±0.06	0.57±0.06[&&]	0.61±0.05	0.55±0.05[&&]
	女性	0.62±0.08	0.57±0.05[&&]	0.61±0.06	0.57±0.05[&&]
	总体	0.62±0.07	0.57±0.05[&&]	0.61±0.05	0.56±0.05[&&]
SBP (mm Hg)	男性	120.7±7.3	116.2±7.7	136.1±5.0[##]	124.6±7.7[* * &&]
	女性	115.2±7.2	113.4±7.5	128.7±3.8[##]	120.8±7.0[* &&]
	总体	117.5±7.6	114.5±7.6	133.2±5.8[##]	123.1±7.6[* * &&]

续表

指标	性别	肥胖正常血压组		肥胖高血压组	
		实验前	实验后	实验前	实验后
DBP (mm Hg)	男性	74.4±4.6	72.6±5.6	84.2±6.0[#]	78.2±3.4[* * & &]
	女性	74.0±4.3	71.1±5.3	86.3±4.6[# #]	78.8±5.2[* * & &]
	总体	74.1±4.4	71.7±5.4	85.0±5.5[# #]	78.4±4.1[* * & &]
PP (mm Hg)	男性	46.3±6.8	43.5±7.9	51.9±8.1[#]	46.4±8.5[&]
	女性	41.3±6.9	42.3±6.6	42.3±5.8	42.0±6.3
	总体	43.4±7.2	42.8±7.1	48.2±8.6[#]	44.7±7.9[&]

注:实验前组间比较♯表示 $p<0.05$,♯♯表示 $p<0.01$;实验后组间比较 * 表示 $p<0.05$,* * 表示 $p<0.01$;组内前后比较 & 表示 $p<0.05$,& & 表示 $p<0.01$。

7.4.2 有氧运动对受试对象糖脂代谢相关指标的影响

表 7-6　受试对象糖脂代谢指标变化情况

指标	性别	肥胖正常血压组		肥胖高血压组	
		实验前	实验后	实验前	实验后
Weight (kg)	男	111.90(94.50,171.40)	54.90(44.80,57.00)[& &]	113.90(84.50,139.30)	50.00(40.40,77.70)[& &]
	女	114.80(80.45,149.58)	54.30(44.88,69.08)[& &]	139.85(120.93,208.65)[#]	78.70(71.48,83.83)[* & &]
	总体	111.90(84.75,157.95)	54.90(44.65,66.95)[& &]	125.50(95.45,165.50)	65.00(46.0,81.90)[& &]
FBG (mmol/L)[a]	男	4.85(4.68,5.02)	4.55(4.27,4.66)[&]	4.86(4.64,4.99)	4.70(4.37,4.86)[&]
	女	4.69(4.39,5.09)	4.62(4.29,4.87)[&]	4.83(4.37,5.37)	4.43(4.16,4.78)[&]
	总体	4.80(4.60,5.03)	4.61(4.27,4.81)[& &]	4.86(4.53,5.09)	4.55(4.35,4.86)[& &]
HOMA-IR[a]	男	3.43(2.82,5.31)	1.58(1.25,1.73)[&]	3.59(2.52,4.59)	1.44(1.17,2.18)[& &]
	女	3.65(2.28,4.88)	1.57(1.26,2.09)[& &]	4.88(3.57,7.01)[#]	2.29(1.94,2.60)[* & &]
	总体	3.45(2.35,5.24)	1.58(1.24,1.97)[& &]	3.76(2.76,5.26)	1.97(1.26,2.47)[& &]
HOMA-β[a]	男	247.17(196.39,373.03)	155.69(112.52,202.47)[& &]	253.65(194.04,320.04)	137.24(92.63,198.44)[& &]
	女	232.32(190.41,339.41)	148.64(122.46,179.12)[&]	359.10(313.70,435.15)	232.23(175.58,330.97)[&]
	总体	247.17(192.27,364.08)	153.97(120.03,192.01)[& &]	277.17(207.62,359.10)	177.19(120.61,238.28)[& &]

指标	性别	肥胖正常血压组		肥胖高血压组	
		实验前	实验后	实验前	实验后
IAI[a]	男	0.013(0.008,0.016)	0.028(0.026,0.036)[&.&]	0.012(0.010,0.018)	0.031(0.020,0.038)[&.&]
	女	0.012(0.009,0.019)	0.028(0.021,0.035)[&.&]	0.009(0.006,0.013)	0.019(0.017,0.023)[&.&]
	总体	0.013(0.008,0.019)	0.028(0.023,0.036)[&.&]	0.012(0.008,0.016)	0.023(0.018,0.035)[&.&]
TG (mmol/L)[a]	男	1.72(1.42,2.01)	0.80(0.69,0.93)[&.&]	1.22(1.03,1.70)	0.84(0.69,0.93)[&.&]
	女	1.26(1.07,1.46)	1.01(0.79,1.22)[&]	1.44(1.12,1.72)	1.12(0.87,1.31)[&]
	总体	1.42(1.09,1.86)	0.88(0.77,1.16)[&.&]	1.27(1.04,1.72)	0.87(0.72,1.07)[&.&]
TC (mmol/L)	男	4.54±0.88	3.44±0.46[&.&]	4.59±1.05	3.62±0.60[&.&]
	女	4.20±0.69	3.71±0.62[&.&]	4.17±0.77	3.42±0.60[&.&]
	总体	4.34±0.78	3.60±0.57[&.&]	4.43±0.96	3.54±0.60[&.&]
HDL-C (mmol/L)	男	1.08±0.21	0.98±0.16[&.&]	1.15±0.15	1.05±0.16[&.&]
	女	1.14±0.17	1.01±0.18[&.&]	1.04±0.14	0.94±0.16[&.&]
	总体	1.11±0.18	0.99±0.17[&.&]	1.10±0.15	1.01±0.16[&.&]
LDL-C (mmol/L)	男	2.81±0.66	2.11±0.44[&.&]	2.89±0.84	2.21±0.47[&.&]
	女	2.57±0.65	2.29±0.59[&.&]	2.50±0.61	2.05±0.54[&.&]
	总体	2.67±0.65	2.20±0.53[&.&]	2.74±0.77	2.15±0.49[&.&]
TC/ HDL-C	男	4.21±0.42	3.58±0.55[&.&]	4.02±0.85	3.52±0.76[&.&]
	女	3.77±0.83	3.83±1.10	4.14±1.19	3.80±1.28[&]
	总体	3.95±0.72	3.72±0.91[&]	4.07±0.98	3.63±0.98[&.&]
LDL-C/ HDL-C	男	2.62±0.46	2.21±0.56[&.&]	2.54±0.72	2.17±0.59[&.&]
	女	2.32±0.71	2.40±0.99	2.49±0.84	2.30±0.94[&]
	总体	2.44±0.63	2.29±0.80[&.&]	2.52±0.75	2.22±0.74[&.&]

注:a:非正态分布数据,以中位数(P_{25},P_{75})表示;

实验前组间比较 ♯ 表示 $p<0.05$,♯♯ 表示 $p<0.01$;实验后组间比较 * 表示 $p<0.05$,* * 表示 $p<0.01$;组内前后比较 & 表示 $p<0.05$,&.& 表示 $p<0.01$。

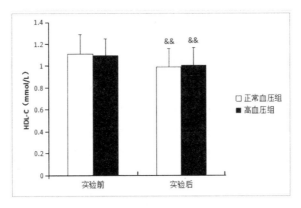

图 7-3　HDL-C 变化情况

注：组内前后比较，& 表示 $p < 0.01$，&& 表示 $p < 0.01$

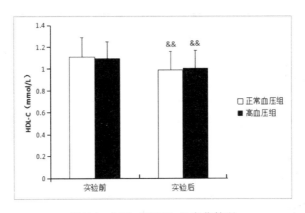

图 7-4　LDL-C/HDL-C 变化情况

注：组内前后比较，& 表示 $p < 0.01$，&& 表示 $p < 0.01$

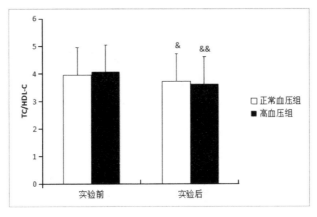

图 7-5　TC/HDL-C 变化情况

注:组内前后比较,& 表示 $p<0.01$,&& 表示 $p<0.01$

7.4.3 糖脂代谢指标与血压的相关性分析

如表 7-7 所示,SBP 分别与 HOMA-IR 呈高度正相关($P<0.01$),与 TC 呈正相关($P<0.05$);DBP 分别与 LDL-C、HOMA-IR、LDL-C/HDL-C 呈高度正相关($P<0.01$),与 TG、TC、TC/HDL-C 呈正相关($P<0.05$)

表 7-7　糖脂代谢指标与血压的相关性(偏相关)

指标	SBP	DBP
	r	r
LDL-C	0.116	0.25▲▲
HDL-C	−0.153	−0.035
TG	0.091	0.187▲
TC	0.188▲	0.212▲
HOMA-IR	0.267▲▲	0.346▲▲
TC/HDL-C	0.08	0.222▲
LDL-C/HDL-C	0.041	0.241▲▲

注:▲▲表示 $p<0.01$,▲表示 $p<0.05$。

7.5 讨论

7.5.1　有氧运动对肥胖青少年形态学指标的影响

体重、WC、BMI 、PBF、WHR、WhtR 等指标均是评价身体肥胖程度的指标,其中 PBF 能够精准反映身体的脂肪含量,BMI、WC、WHR 及 WhtR 等指标是评价肥胖的简易指标。本研究结果显示经过 4 周的有氧运动,两组受试对象上述指标均发生了明显的变化,说明有氧运动能够显著地减少肥胖者的体脂含量,改善身体围度。有氧运动的减肥效果尤其是减脂效果已为众多研究所证实。本研究两组受试对象为体脂含量较高的中重度肥胖者,尽管各指标出现了显著性的降低,但由于本研究干预周期仅为 4 周,受试对象体脂含量仍处于较高水平,各指标仍然高于正常参考范围,两组受试对象身体仍处于较高的肥胖程度。

评价肥胖的简易指标 BMI、WC、WHR 及 WhtR 等以其较强的实用性和可操作性而为众多学者所采用。BMI 是目前国际公认的标准,常用于衡量人体胖瘦程度以及是否健康。但是 BMI 存在一定的局限性,它无法反映人体的脂肪分布情况和肥胖类型,更无法精确反映人体的脂肪含量❶。腰围(WC)及腰臀比(WHR)是腹型肥胖的简易评价指标,它能够较好地反映腹部皮下脂肪和内脏脂肪的堆积程度。腹型肥胖以 WHR 男≥0.9,女≥0.85 为标准❷。WC 在评价肥胖时也存在一定的局限性,WC 在男女人群中的分布存在较大的差异,且受身高的影响较大等。腹型肥胖较全身性肥胖或下半身肥胖,更易发生糖、脂代谢紊乱、高血压等疾病,推测原因是腹型肥胖可能直接影响脂肪酸和全身的脂代谢❸。近年来,随着人们对脂肪聚集腹部带来的危害的认识加深❹❺,WHtR 作为评价腹型肥胖的有效指标越来越受到学者的重视。WHtR 于 1995 年首次被提出,要明显晚于 BMI、WC 等指标的应用,WHtR 在评价中心性肥胖中将身高的影响考虑在内,而 WC 在实际应用中并未考虑身高因素的影响,当身高差别较大时仅用腰围评价中心性肥胖,其评价效能可能会降低❻❼。WHtR 与 WC 显著相关,目前较多研究证实 WHtR 在相关疾病预测中要优于 BMI 和 WC。WHtR 在实际运用中受性别和身高等指标影响较小,一般习惯上以 0.5 作为 WHtR 正常值临界点。本研究中受试对象 WHtR 均呈现不同程度的下降,由于运动干预仅持续 4 周,受试对象肥胖程度有所降低,但仍高于 0.5 的临界水平,受试对象仍然处于较高的肥胖水平。一些研究指出,WHtR 可以较好地预

❶ 黄津虹,齐玉刚,王洪泱. 大学生体脂率与 BMI 指数的相关分析[J]. 天津轻工业学院学报,2003,18(4):64-67.

❷ 王文绢,王克安,李天麟等. 体重指数、腰围和腰臀比预测高血压、高血糖的实用价值及其建议值探讨[J]. 中华流行病学杂志,2002,23(1):16-19.

❸ 彭澍,赵瑛. 体重指数、体脂肪率与高脂血症关系的研究[J]. 海南医学,.2006,17(9):20-21.

❹ Panagiotopoulos C,Ronsley R,Kuzeljevic B,Davidson J. Waist circumference is a sensitive screening tool for assessment of metabolic syndrome risk in children treated with second-generation antipsychotics[J]. Can J Psychiatry,2012,57(1):34-44.

❺ Moreno LA,Pineda I,Rodriguez G,Fleta J,Sarria A,Bueno M. Waist circumference for the screening of the metabolic syndrome in children[J]. Acta Paediatr,2002,91(12):1307-1312.

❻ 赵连成,李莹,彭亚光,等. 中国成人中心性肥胖腰围身高比值的适宜切点的研究[J]. 中国预防医学杂志,2012,(07):481-485.

❼ 吴红艳,陈璐璐,郑涓,等. 腰围/身高比值与 2 型糖尿病患者胰岛素抵抗及胰岛 B 细胞功能的关系[J]. 中国现代医学杂志,2008,18(4):496-498.

测 2 型糖尿病、心血管疾病的发生及流行情况,其预测效力要优于 BMI、WC[1][2]。

7.5.2 有氧运动对肥胖青少年血压的影响

随着青少年超重、肥胖发病率的不断攀升,心血管疾病呈现出了低龄化的趋势。来自上海和北京的研究显示青少年高血压的发病率分别为 9.6% 和 8.9%[3][4]。詹晓梅[5]等对 33 名中重度肥胖青少年的调查中发现正常高值血压占到 50%,高血压者占到 18.3%。本研究中肥胖高血压组受试对象血压水平在有氧运动干预前后均高于肥胖正常血压组,肥胖高血压组受试对象虽然经 4 周有氧运动干预后 SBP、DBP、PP 均得到明显改善,但仍然高于肥胖正常血压组。提示有氧运动对于改善肥胖青少年血压水平有效。中低强度有氧运动在人类和动物身上均有降压效应[6][7][8]。国内外学者虽然对有氧运动的抗压机制进行了广泛的研究,但对于有氧运动改善高血压的确切机制仍不完全清楚。本研究中干预后肥胖高血压组血压水平仍高于肥胖正常血压组,这可能与干预时间仅为 4 周有关,有研究显示一个月运动减肥后肥胖青少血压改善,三个月后血压均值恢复正常。

运动可以降血压已经是学术界的共识,大量研究报道对此进行了充分的论证。绝大多数研究结果都支持有氧运动具有降压作用。Motoyama 等人对 26

[1] Ashwell M, Gunn P, Gibson S. Waist-to-height ratio is a better screening tool than waist circumference and BMI for adult cardiometabolic risk factors: systematic review and meta-analysis[J]. Obes Rev, 2012, 13(3): 275-286.

[2] 赵连成,彭亚光,李莹,等. 腰围和腰围身高比预测中心性肥胖的效果差异[J]. 中华流行病学杂志, 2013, 34(2): 120-124.

[3] 洪斌,金雪娟,苏艳玲,等. 上海市 11 至 17 岁青少年高血压的流行病学调查[J]. 中华心血管病杂志, 2012, 40(5): 427-431.

[4] 张明明,王琍,米杰,等. 北京地区儿童和青少年原发性高血压与肥胖相关性分析[C]. 中华医学会第十七次全国儿科学术大会论文汇编(下册), 2012.

[5] 詹晓梅. 肥胖症青少年心脏对运动减肥适应及机制研究[M]. 运动人体科学, 2012.

[6] Pescatello L.S, Franklin B.A, Fogard.et al, American College of Sports Medicine position stand[J]. Exercise and hypertension. Med Sci Sports Exerc, 2004, 36(3): 533-553.

[7] Zucker I.H, Patel K.P, Schultz H.D, et al. Exercise training and sympathetic regulation in experimental heart failure[J]. Exerc Sport Sci Rev, 2004, 32(3): 107-111.

[8] Iwasaki K, Zhang R, Zuckerman J. H, et al. Dose-response relationship of the cardiovascular adaptation to endurance training in healthy adults: how much training for what benefit[J]. Journal of applied physiology (Bethesda, Md.: 1985), 2003, 95(4): 1575-1583.

名老年高血压患者进行了为期九个月低强度的有氧干预,当干预进行到三个月时受试对象的血压已经得到明显的改善,干预结束时血压基本稳定[1]。我国研究人员郑景启[2]对 160 名老年高血压患者进行了三个月的有氧运动干预后发现,有氧运动干预可以有效降低或者控制血压。有氧运动对血压的影响表现在急性作用和长期作用两个方面。急性影响主要是在运动后恢复期内出现低血压的现象,这一现象在很多研究中被证实。引起这一急性效应的可能机制有以下几种。

(1)运动后交感神经系统激活状态降低,心率降低,心肌收缩变弱,回心血量减少,搏出量降低。

(2)运动后肌肉、皮肤等毛细血管壁扩张,外周阻力下降。

有氧运动对血压的长期影响效应可能机制有以下几个方面:

(1)神经支配作用的改善。包括交感神经活性下降,迷走神经兴奋度升高;有氧运动对心血管中枢及心血管反射发生作用降低血压[3][4]。

(2)有氧运动作用于体液调节改善血压。主要包括 RAAS 系统的改善;肾上腺素及去甲肾上腺素水平的下降;有氧运动对体内一系列的血管活性物质产生作用[5]。

(3)有氧运动调节体内糖脂代谢。

7.5.3　有氧运动与糖脂代谢

7.5.3.1　有氧运动对脂代谢的影响

我国儿童青少年肥胖率的不断升高,血脂异常检出率也随之逐年升高,仅

---

[1] Motoyama M,Sunami Y,Kinoshita F,et al. Blood pressure lowering effect of low intensity aerobic training in elderly hypertensive patients[J]. Med Sci Sports Exerc,1998,30(6):818-823.

[2] 郑景启,陈吉筐,李杨春. 有氧运动对老年原发性高血压病的降压作用观察[J]. 中国康复理论与实践,2004,10(5):307-308.

[3] Witt B.J,Jacobsen S.J,Weston S.A,et al. Cardiac rehabilitation after myocardial infarction in the community[J]. J Am Coll Cardiol,2004,44(5):988-996.

[4] Thompson P.D,Buchner D,Pina I.L,et al. Exercise and physical activity in the prevention and treatment of atherosclerotic cardiovascular disease:a statement from the Council on Clinical Cardiology (Subcommittee on Exercise,Rehabilitation,and Prevention) and the Council on Nutrition,Physical Activity,and Metabolism (Subcommittee on Physical Activity)[J]. Circulation,2003,107(24):3109-3116.

[5] Colberg SR,Albright AL,Blissmer BJ,et al. Exercise and type 2 diabetes:American College of Sports Medicine and the American Diabetes Association:joint position statement[J]. Exercise and type 2 diabetes. Med Sci Sports Exerc,2010,42(12):2282-2303.

在北京地区 2007 年学龄儿童血脂异常总检出率就达 9.61%[1]，青少年时期的血脂异常如若不采取适当的防治措施，往往会延续到成年，进而引发心血管疾病危害人们的身体健康。

脂类物质在人体能够发挥一系列重要的生理功能，人体中多数脂类物质以甘油三酯的形式储存于脂肪组织中，血脂虽然仅占很少比例但却能够直观反映人体内脂类代谢情况[2]。肥胖能够显著影响血脂水平，肥胖症患者中高血脂患病率为 23%～40%，检出率远高于正常人群。目前对于肥胖导致脂代谢紊乱的确切机制尚不完全明确，与遗传、生活方式、代谢性炎症等均存在密切联系。有研究显示青少年时期脂质代谢紊乱可以发展成为成年后心血管疾病的重要危险因素[3]。邹大进指出腹部脂肪的过度堆积是心血管危险的最佳预测因子[4]。

肥胖人群血脂异常的主要表现是 TC、TG、LDL-C 的升高及 HDL-C 的降低。本研究中受试者已经出现不同程度的血脂异常表现，经 4 周运动减肥后 TC、TG、LDL-C 明显得到改善，而 HDL-C 出现进一步的降低（见表 7-6，图 7-3、图 7-4、图 7-5）。减肥后 HDL-C 出现降低这一现象国内外相关文献均有报道[5][6][7][8]，但阐述其确切机制的文献较少。分析原因一方面可能由于 TC、TG、LDL-C 的显著性降低使得外周血液中脂质成分总量降低，而作为将脂类由外周转运至肝脏分解代谢的运载工具 HDL-C 也出现调节性的降低来保持体内脂代谢的动态平衡。另一方面可能由于运动减肥使体内可变脂大量减少，导致多种

[1] 刘颖，米杰，杜军保.北京地区 6～18 岁儿童血脂紊乱现况调查[J].中国实用儿科杂志，2007，(2)：101-102.
[2] 郭吟，肖焕禹，王业玲，等.运动干预对肥胖老年女性身体形态和血脂的影响.上海体育学院学报，2011，(5)：42-45.
[3] Miller J, Rosenbloom A, Silverstein J. Childhood obesity[J]. J Clin Endocrinol Metab，2004，89(9)：4211-4218.
[4] 邹大进，吴鸿.肥胖症及脂代谢紊乱的诊断[J].国际内分泌代谢杂志，2006，(1)：1-4.
[5] 詹晓梅，潘珊珊，陈文鹤.运动干预对肥胖青少年体成分、血脂、胰岛素抵抗及超敏 C 反应蛋白的影响[J].上海体育学院学报，2012，(6)：62-66.
[6] 晋娜，陈文鹤.有氧运动结合饮食控制对重度肥胖症患者身体形态、血脂和心率的影响[J].中国康复医学杂志，2012，(11)：1049-1052.
[7] Eckel RH, Yost TJ. HDL subfractions and adipose tissue metabolism in the reduced-obese state[J]. Am J Physiol, 1989，256(1)：740-746.
[8] Okita K, Nishijima H, Murakami T, et al. Can exercise training with weight loss lower serum C-reactive protein levels[J]. Arterioscler Thromb Vasc Biol, 2004，24(10)：1868-1873.

脂蛋白酶类活性改变。其中脂蛋白脂酶（LPL）、肝脂肪酶（HL）、卵磷脂胆固醇酰基转移酶（LCAT）、胆固醇酯转移蛋白（CETP）均可对 HDL-C 水平产生影响。有文献报道空腹脂肪组织脂蛋白脂酶（ATLPL）在运动结合饮食控制减肥一个月后出现高度显著性的下降，同时 HDL-C 及其亚组分 HDL3 也出现高度显著性的下降，HDL2 无明显变化，HDL2/HDL3 比值升高。

越来越多的研究发现运用单一的血脂指标分析人体血脂代谢情况往往偏差较大，血脂代谢紊乱是多因素协同作用所致。Fernandez 等人的研究显示，运用 LDL-C/HDL-C 诊断脂质代谢紊乱相关疾病的价值要远高于单一的评价 LDL-C 和 HDL-C[1]。Borden 的研究证实 TC/HDL-C 能够更准确地反应冠心病的发生风险[2]。国内的一些相关研究也证实 TC/HDL-C、LDL-C/HDL-C 综合指标能够更准确的评估心血管疾病、儿童代谢性疾病的风险[3][4][5]。本研究中 TC、TG、LDL-C 及 HDL-C 均出现显著性的下降，若仅使用单项指标评价运动减肥效果，TC、TG、LDL-C 的下降固然是有利于改善肥胖者的脂代谢紊乱，但伴随 HDL-C 的显著下降将无法判断脂代谢动态平衡失调的改变情况，TC/HDL-C、LDL-C/HDL-C 出现高度显著性的下降，也就是说虽然 HDL-C 绝对值出现了降低，但是相对于 TC、LDL-C 下降幅度较小，提示受试对象血脂代谢紊乱情况得到纠正，血脂代谢动态平衡向着更有利健康的方向移动。故本研究纳入 TC/HDL-C、LDL-C/HDL-C 两个指标。

7.5.3.2 有氧运动对糖代谢的影响

过多的脂肪堆积容易诱发 IR 和糖代谢紊乱，进而发展成为 2 型糖尿病（T2DM）。研究发现有 80% 的 T2DM 患者存在超重或肥胖[6]。本研究中有氧

[1] Fernandez ML，Webb D. The LDL to HDL cholesterol ratio as a valuable tool to evaluate coronary heart disease risk[J]. J Am Coll Nutr，2008，27(1)：1-5.

[2] Borden WB，Davidson MH. Updating the assessment of cardiac risk：beyond Framingham [J]. Rev Cardiovasc Med，2009，10(2)：63-71.

[3] 刘新锋，关玲霞，丁水印，等. 血清 Hcy、UA 和 TC/HDL-C 比值与心绞痛患者冠脉病变的关系[J]. 中国现代医学杂志，2013，(36)：103-106.

[4] 何光朝，郭纪群，葛均波.血脂各成分及其比值与冠状动脉粥样硬化程度的关系[J].中华临床医师杂志(电子版)，2013，(16)：7427-7431.

[5] 朱纯亮，钟天鹰，戈建军，等.LDL-C/HDL-C 比值在儿童代谢性疾病中检测的意义[J].江苏医药，2012，(14)：1714-1715.

[6] Bloomgarden ZT. American Diabetes Association Annual Meeting，1999：diabetes and obesity[J]. Diabetes Care，2000，23(1)：118-124.

运动干预之前的数据显示受试对象已经存在不同程度的空腹胰岛素升高和 IR 等问题,受试对象 HOMA-IR 较高说明已经存在 IR 现象,IAI 较低说明受试对象存在胰岛素敏感性下降,正是因为受试对象存在 IR 和胰岛素敏感性下降才导致 HOMA-β 代偿性升高。目前对于体脂堆积诱发 IR 的确切病理机制尚不完全明确,一般认为由以下几方面引起:

(1)肥胖状态下血浆游离脂肪酸增多。肥胖者过度的脂肪堆积导致脂肪细胞释放的 FFA 增多,这可引起胰岛素抵抗。FFA 引起 IR 的可能机制是 FFA 在胰岛素敏感组织导致胰岛素信号传导通路受损。FFA 使 NADH/NAD+ 及乙酰辅酶 A/辅酶 A 比值增大,导致葡萄糖摄入减少。高水平的 FFA 在肌肉组织中与葡萄糖竞争,导致 FFA 在肌肉中(氧化增加,而葡萄糖氧化减少,葡萄糖被肌肉利用减少而导致血糖升高。但是在缺乏运动的情况下,氧化无法完全清除过多的 FFA,FFA 以三酰甘油的形式存储在肌肉里面,这使得糖原在肌肉的合成受到抑制。另外,FFA 可启动纤维蛋白原及 PAI-1 在肝脏内的合成。FFA 从脂肪组织经过门脉循环进入肝脏,使胰岛素在肝脏内的清除率降低,导致高胰岛血症及过量的三酰甘油在肝脏的堆积。此外,长期暴露于高 FFA 环境中会导致胰岛分泌功能受损[1]。

(2)脂肪因子的作用。脂肪因子如何作用于 IR 目前尚不完全明确,但随着研究的深入越来越多的证据表明脂肪组织作为重要的内分泌器官分泌可以产生多种细胞因子,这些脂肪因子在肥胖、IR 和 T2DM 发病机制中发挥重要作用[2]。目前研究较多的是脂联素(ADPN)在 IR 中的作用,研究显示 ADPN 可通过多种机制提高胰岛素敏感性。在肝脏中 ADPN 诱导脂肪的氧化,减少脂肪酸的摄取,降低脂质物质的合成。在肌肉组织中 ADPN 可促进脂肪酸和糖原的氧化,ADPN 可降低 FFA 浓度和血糖水平,改善糖脂代谢水平。另外,ADPN 可以直接或通过 PPAR-核受体间接促进 FFA 的分解。ADPN 还可通过抑制 NF-kB 对基因转录产生作用。有些研究发展 ADPN 还可以对内皮功能产生影响,ADPN 可以减少血管黏附因子的表达。ADPN 对炎症因子也有一定的抑制作用。当人体脂肪过度堆积处于肥胖状态时可引起 ADPN 合成受损,降低体重可以提高 ADPN 水平。

---

[1]李强.肥胖促进 2 型糖尿病发生的研究进展[J].临床内科杂志,2012,29(3):152-154.
[2]王静,周瑞秀,韩玉婷,等.脂肪细胞因子与胰岛素抵抗.医学综述.2008.14(8):1142-1144.

（3）炎性因子影响细胞内炎症反应的信号传导，导致相关胰岛素敏感细胞内胰岛素受体底物-1（Insulin receptor substeate-1，IRS-1）丝氨酸磷酸化，抑制酪氨酸磷酸化导致胰岛素信号传导受阻并最终诱发 IR[1]。本研究观察到在脂肪堆积程度得到改善的同时受试对象 FINS、FBG 均出现显著性下降，同时 HOMA-IR、HOMA-β、IAI 均得到不同程度的改善，提示经过 4 周有氧运动之后受试对象胰岛素敏感性显著提高，胰岛素抵抗得到明显的改善。

7.5.4 代谢综合征与高血压

代谢综合征（MS）指出现代谢紊乱，以肥胖或中心性肥胖、高血压、糖耐量受损、脂代谢异常等为共同生理基础的复杂代谢紊乱症候群[2]。这一概念于 1998 年，由世卫组织（WHO）首次提出。高血压本身就是 MS 的重要组分，MS 与高血压的发病可能存在多种机制。在一些研究中发现高血压往往与 MS 并存。在对 33 名原发性高血压患者的横断面检查中发现只有 8 人是单纯的原发性高血压，其余 25 名受试对象都伴有肥胖、脂代谢紊乱、糖耐量异常等一种或多种并发症出现。另一项报告发现在 2930 人中普查存在 287 名原发性高血压患者，其中单纯高血压患者仅 44 名，其余患者都伴有不同程度的 MS 症状。这提示 MS 与高血压存在密切关联。

7.5.4.1 糖代谢异常与高血压

已经有证据证实胰岛素抵抗与原发性高血压存在密切联系，相较于正常血压人群，高血压患者发生糖代谢紊乱的概率更高，同时有研究证实高血压患者血压正常的一级亲属中胰岛素抵抗的发生率也更高。但是研究人员发现并不是每一个高血压患者都伴有 IR，IR 患者也并不一定都会发展成高血压，这提示 IR 与高血压之间的联系具有相当的复杂性和多元性。尽管如此学术界对于 IR 与高血压是否存在因果关系仍然存在一定争议，但多数学者认为 IR 是高血压的重要发病因素之一。

IR 可能通过多种途径与高血压产生联系：

（1）IR 可使内皮细胞依赖的血管舒张作用受损。内皮细胞可生成门类繁多的血管活性物质如一氧化氮（NO）、前列腺素等。这些物质直接或间接作用

---

[1] 张洁，王方，许海燕，等. 炎性因子与胰岛素抵抗[J]. 世界华人消化杂志，2006，14(32)：3121-3125.

[2] 张蓓，钟远. 代谢综合征其它组分与高血压的关系[J]. 国际内科学杂志，2008，35(2)：93-95.

于血管平滑肌细胞,对动脉血管的舒张功能产生影响。当 IR 发生时胰岛素作用于 PI3K 信号传导通路,使产生上述活性物质的能力减弱。此外,胰岛素 ERK 依赖信号通路激活引起 SNS 及 RAAS 激活,引起了内皮素-1(ET-1)的释放增加,这些都可对高血压的发生产生作用[1]。

(2)IR 可损伤血管平滑肌 K^+ 通道。IR 发生时可对不同部位血管平滑肌的 K^+ 通道产生损伤,导致血管平滑肌的收缩,进而作用于高血压的发生发展。这主要包括:内向整流 K^+ 通道、ATP 敏感 K^+ 通道、电压敏感 K^+ 通道和 Ca^{2+} 激活 K^+ 通道。

(3)IR 作用于 RAAS。已知 RAAS 升高是高血压发病的重要机制之一。通常情况下胰岛素能够对 RAAS 组分 Ang Ⅱ 起到一定的拮抗作用。Ang Ⅱ 是 RAAS 的核心组分,它发挥着重要的缩血管作用,Ang Ⅱ 通过激活小 G 蛋白 RhoA 和 Rho 激酶抑制肌球蛋白磷酸酶发生磷酸化,使 Ca^{2+}-肌球蛋白敏感性升高,使血管平滑肌收缩。正常情况下胰岛素及胰岛素刺激生成的 NO 会使 Ca^{2+}-肌球蛋白敏感性下降,促进血管舒张。当 IR 发生时胰岛素的这一重要作用被削弱,对 Ang Ⅱ 抑制能力下降,使血管收缩加强血压升高。值得注意的是原发性高血压还可反作用于 IR 的发病机制。本研究中 HOMA-IR 与 SBP 和 DBP 均存在高度显著性的正相关,有氧运动干预使 IR 状况减轻可能是受试对象血压下降的重要原因。

7.5.4.2 脂代谢异常与高血压

血脂异常与高血压的关系密切,它是高血压患者潜在的危险因素。高血压患者往往比血压正常人群具有更高的胆固醇水平,有证据显示血压与血脂之间有生物学上的相互关联。已经有大量的流行病学研究显示胆固醇水平与血压之间存在正相关。Vuagnat[2] 等在观察注射血管紧张素 Ⅱ 对血压的影响时发现胆固醇水平,尤其是低密度胆固醇水平与血管紧张素 Ⅱ 注射后收缩压和舒张压的变化相关;多因素分析结果显示,年龄、性别以及低密度胆固醇水平是解释血管紧张素 Ⅱ 注射后收缩压变化的三个要素,但是仅有低密度胆固醇与血管紧张素 Ⅱ 注射后舒张压的改变显著相关。

---

[1] Kamide K, Hori M.T, Zhu J.H, et al. Insulin-mediated growth in aortic smooth muscle and the vascular renin-angiotensin system[J]. Hypertension,1998, 32(3): 482-487.

[2] Luft F.C. LDL cholesterol angiotensin Ⅱ interactions in atherosclerosis[J]. J Mol Med (Berl),2001, 79(4): 157-158.

　　目前脂代谢紊乱在肥胖相关高血压发生发展机制中的作用尚不完全清楚。可能从以下几个方面参与其中：

　　(1)脂代谢紊乱影响细胞膜的结构和功能使其通透性改变，导致钙离子的跨膜转运受到影响，钙离子内流增多使血管平滑肌紧张度增加而引发血压升高。

　　(2)脂代谢紊乱作用于内皮功能障碍。有研究显示肥胖症的儿童青少年体内氧化型低密度脂蛋白(Oxidized LDL,Ox-LDL)明显升高❶。Ox-LDL可导致内皮细胞NO分泌减少而ET-1分泌增多。游离脂肪酸(NEFA)会抑制内皮型一氧化氮合酶(Endothelial Nitric Oxide Synthase,eNOS)导致过多的ROS生成❷，另外过多的游离脂肪酸可以下调PI3K路径最近导致NO生成减少❸。游离脂肪酸还有可能通过间接作用增加ET-1的合成❹。另外,NEFA还能够通过肝脏间接地激活SNS❺。但是NEFA激活SNS的确切机制目前尚不清楚。本研究中受试对象脂代谢指标与舒张压表现出了较高的相关度，提示可能与脂代谢异常导致的血管舒张功能减退有关。

　　血脂异常、高血压是心脑血管疾病及肾病的共同危险因素。高血压合并血脂异常普遍存在于高血压肾损害患者中。其中,高 TG、高 LDL-C、低 HDL-C与高血压肾病的发生发展密切相关。在成年高血压患者中,在既有肾损伤的基础上,过多的脂质通过受体或受体后机制在肾小球聚集,影响相关细胞信号传导通路,对血管平滑肌细胞产生刺激,吸引炎性因子趋化聚集,并形成恶性循环,最终导致肾小球的破坏与硬化。对于高血压合并血脂代谢异常者,肾脏面临双重损伤风险,除积极进行血压控制外还必须辅以血脂调节方案以有效的纠正脂代谢异常,从而有效保护肾脏。本研究结果提示有氧运动在调节肥胖青少年血脂异常和控制初始中低程度的血压升高方面具有良好的效果。

❶王拥军，袭淑琴，温玫. 儿童单纯肥胖症低密度脂蛋白的氧化以及抗氧化功能的研究[J]. 首都医科大学学报，1997,(3)：51-54.

❷Pleiner J，Schaller G，Mittermayer F，et al. FFA-induced endothelial dysfunction can be corrected by vitamin C[J]. J Clin Endocrinol Metab，2002，87(6)：2913-2917.

❸Wassink A.M，Olijhoek J.K，Visseren F.L. The metabolic syndrome：metabolic changes with vascular consequences[J]. Eur J Clin Invest，2007，37(1)：8-17.

❹Piatti P.M，Monti L.D，Conti M，et al. Hypertriglyceridemia and hyperinsulinemia are potent inducers of endothelin-1 release in humans[J]. Diabetes，1996，45(3)：316-321.

❺Grekin R.J，Dumont C.J，Vollmer A.P，et al. Mechanisms in the pressor effects of hepatic portal venous fatty acid infusion[J]. Am J Physiol，1997，273(1)：324-330.

7.6 结论

(1)4 周有氧运动能够明显降低肥胖青少年的肥胖度,明显改善肥胖青少年的身体形态。

(2)4 周有氧运动能够明显降低肥胖高血压青少年的血压水平及脉压差。

(3)肥胖青少年存在明显的胰岛素抵抗和脂代谢紊乱,4 周有氧运动能够显著改善肥胖青少年糖脂代谢。TC/HDL-C、LDL-C/HDL-C 比单一血脂指标更能客观反映脂代谢情况,可纳入为运动减肥效果的评价指标。

(4)肥胖高血压青少年血压水平与胰岛素抵抗密切联系,脂代谢紊乱可影响舒张压水平。

(5)有氧运动可能是早期预防和治疗肥胖青少年高血压的重要策略和有效途径。

第8章 有氧运动对肥胖高血压青少年 循环血液 RAAS 组分、脂肪因子、 炎症因子及内皮功能的影响

8.1 研究背景

肥胖相关高血压的致病过程非常复杂,其确切病理机制目前尚不完全清楚,可能与肾脏血流动力学改变、胰岛素抵抗、高血脂、炎症、内皮功能障碍等诸多因素有关。一般认为肾素－血管紧张素－醛固酮系统(RAAS)升高及代谢综合征在肥胖诱发慢性肾脏损伤中扮演重要角色[1][2]。RAAS 在调节血压及水盐平衡中发挥着重要作用。此外,它还参与了许多生理和病理生理的过程,如组织生长和肥大、炎症、干扰葡萄糖、脂肪和能量代谢[3]。近年来,在脂肪组织中发现有 RAAS 几乎所有组分的表达,有证据表明脂肪量增加可以使血液中肾素水平增高,由此推测脂肪组织分泌的 RAAS 组分可能是肥胖性高血压患者 RAAS 的一个重要来源,这也能解释内脏型肥胖和心血管疾病的关系[4]。

---

[1] Engeli S，Schling P，Gorzelniak K，et al. The adipose-tissue renin-angiotensin-aldosterone system：role in the metabolic syndrome[J]. Int J Biochem Cell Biol，2003，35(6)：807-825.

[2] Ruster C，Wolf G. The role of the renin-angiotensin-aldosterone system in obesity-related renal diseases[J]. Semin Nephrol, 2013，33(1)：44-53.

[3] Engeli S. Role of the renin-angiotensin- aldosterone system in the metabolic syndrome[J]. Contrib Nephrol, 2006，15(1)：122-134.

[4] 王志尊. 肾素-血管紧张素-醛固酮系统与原发性高血压和脑血管病：基因研究进展[J]. 国际脑血管病杂志,2008,16(1)：58-62.

目前,对肥胖相关高血压发病机理的研究已达分子水平,研究人员发现了高血压的发生发展过程中有诸多生物活性物质参与其中,这些物质在高血压的发病过程中发挥了重要作用。近年来,随着分子生物学的发展,生物活性物质如抵抗素(RETN)、脂联素(ADPN)、瘦素(LEP)、内脂素(Visfatin)等在代谢性疾病和心血管病中所起的作用已备受关注。

有研究显示肥胖成年人中已经伴有早期的内皮功能障碍及动脉粥样硬化的早期改变❶。而随着儿童青少年肥胖的发病率不断攀升,诸多心血管疾病也呈现了早发态势,在一些相关研究中已经证实肥胖儿童青少年已经发生血管内皮功能障碍❷。诸多研究表明内皮功能障碍是介导高血压、动脉粥样硬化等心血管疾病的重要机制之一❸❹。

本研究对肥胖血压正常和高血压青少年进行有氧运动干预,观察 4 周有氧运动干预后肥胖青少年血压、循环血液 RAAS 组分、脂肪因子、炎症因子及内皮功能的变化,探讨其内在关系,为肥胖青少年采取有效的减肥措施、早期防治肥胖相关性高血压疾病寻找行之有效的途径。

8.2 受试对象

同第 7 章。

---

❶Oflaz H, Ozbey N, Mantar F, et al. Determination of endothelial function and early athero-sclerotic changes in healthy obese women[J]. Diabetes, nutrition & metabolism, 2003, 16 (3): 176-181.

❷Caballero AE, Bousquet-Santos K, Robles-Osorio L, et al. Overweight Latino children and adolescents have marked endothelial dysfunction and subclinical vascular inflammation in association with excess body fat and insulin resistance[J]. Diabetes Care, 2008, 31(3): 576-582

❸Wong WT, Tian XY, Huang Y. Endothelial dysfunction in diabetes and hypertension: cross talk in RAS, BMP4, and ROS-dependent COX-2-derived prostanoids[J]. J Cardiovasc Pharmacol, 2013, 61(3): 204-214.

❹Kotani K, Tsuzaki K, Taniguchi N, Sakane N. Correlation between reactive oxygen metabolites & atherosclerotic risk factors in patients with type 2 diabetes mellitus[J]. Indian J Med Res, 2013, 137(4): 742-748.

8.3 研究方法

8.3.1 有氧运动方案

同第 7 章。

8.3.2 饮食方案

同第 7 章。

8.3.3 实验指标测定及方法

同第 7 章。

8.3.3.1 血压测量

同第 7 章。

8.3.3.2 递增运动负荷实验

同第 7 章。

8.3.3.3 血液指标测量

分别在有氧运动干预前一天与干预 4 周后次日清晨采集空腹状态肘静脉血 5 毫升室温静置 30 分钟，3000 转/分钟离心 10 分钟后提取血清。其中 RAAS 组分血浆肾素活性、血管紧张素Ⅰ、血管紧张素Ⅱ、醛固酮等使用艾迪康医学检验中心高血压专用管采集血样。

(1)脂肪因子、炎症因子(ELISA 法,试剂产自美国 R&D)。瘦素(LEP)、脂联素(ADPN)、内脂素(Visfatin)、抵抗素(RETN)、超敏 C 反应蛋白(hs-CRP)、肿瘤坏死因子-α(TNF-α)、白介素 6(IL-6)。

(2)肾素—血管紧张素—醛固酮系统(RAAS)相关指标(化学发光法,试剂盒购自天津博奥赛斯生物科技有限公司)。血浆肾素活性(PRA)、血管紧张素Ⅰ(AngI,放免法)、血管紧张素Ⅱ(AngⅡ)、醛固酮(ALD)。

(3)内皮功能指标。E—选择素(E-Selectin)、可溶性血管细胞黏附因子 1(Soluble vascular cell adhesion molecule 1,Svcam-1)、内皮素—1(Endothelin-1,ET-1)、血管性血友病因子(Von Willebrand Factor,vWF)均采用 ELISA 法测试,试剂产自美国 R&D 公司。一氧化氮(Nitric Oxide,NO)测定采用硝酸还原酶法,试剂盒购自南京建成生物工程研究所。

8.3.4 主要仪器设备

本部分测试相关指标所使用的主要设备如表 8-1 所示,本研究 ELISA 测试所用到的试剂均产自美国 R&D 公司,一氧化氮试剂盒购自南京建成生物工程研究所,其余测试方法试剂均使用设备配套原厂试剂。

表 8-1　主要测试仪器

设备名称及型号	产地或来源
遥测心率 POLAR 表	芬兰
飞鸽 PL-4000B 型离心机	中国
玉兔 XJ11D 台式水银医用血压计	中国
Peteck96-I 型化学发光免疫分析仪	中国
Molecular Devices(MD)SpectraMax Plus 384 酶标仪	美国
上海医用电子仪器公司生产 ECG-6951 型心电图机	中国
OLYMPUS AU680 全自动生化分析仪	日本
h/p/cosmos pulsar4.0 运动跑台	德国

8.3.5　数据统计学处理

采用 IBM SPSS Statistics 19 软件包进行统计学处理,对数据进行正态分布检验(Shapiro-Wilk 检验)和方差齐性检验,正态分布数据用均数±标准差((X±SD)表示,非正态分布数据用中值(P_{25},P_{75})表示。不服从正态分布数据,经对数转换成正态分布或近似正态分布后进行分析。指标组间比较采用 t 检验;各指标与血压的相关性均采用控制性别、年龄的偏相关分析,相关性分析结果以相关系数表示,相关性以相关系数表示分析结果,相关系数绝对值的大小表示相关性的大小,正负号表示为影响的方向。

8.4　研究结果

8.4.1　有氧运动对受试对象循环血液 RAAS 组分的影响

由表 8-2 可见有氧运动干预前肥胖高血压组肾素活性(PRA)及血管紧张素Ⅱ(AngⅡ)总体上显著高于肥胖正常血压组($P<0.05$);有氧运动干预 4 周之后肥胖正常血压组男性、女性及总体 AngⅡ均出现显著下降($P<0.05$),肥胖高血压组也出现类似变化总体上 PRA、AngⅡ、醛固酮(ALD)出现高度显著性下降($P<0.01$),与肥胖正常血压组相比试验后肥胖高血压组 AngⅡ水平仍然较高($P<0.05$)。

8.4.2　有氧运动对受试对象外周血主要脂肪因子、炎症因子的影响

由表 8-3 可见有氧运动干预前肥胖高血压组瘦素(LEP)、超敏 C 反应蛋白

(hs-CRP)、肿瘤坏死因子 α(TNF-α)、白介素 6(IL-6)等指标要显著高于肥胖正常血压组($P<0.05$);经 4 周有氧运动干预肥胖高血压组 hs-CRP 仍高于血压正常组($P<0.05$)。

与干预前相比血压正常组 Visfatin、LEP、ADPN、IL-6 等指标在干预后出现显著性的变化($P<0.05$),RETN、hs-CRP 出现高度显著性的降低($P<0.01$);肥胖高血压组经 4 周有氧运动干预后 Visfatin、ADPN、hs-CRP 等指标出现显著性的变化($P<0.05$);LEP、RETN、TNF-α、IL-6 等指标出现高度显著性的降低($P<0.01$)。

表 8-2　有氧运动干预前后受试对象血压及 RAAS 组分(正常饮食立位)变化情况

指标	性别	肥胖正常血压组		肥胖高血压组	
		实验前	实验后	实验前	实验后
PRA (μg/L/h)[a]	男性	1.52(0.75,4.49)	1.90(1.09,3.79)	2.21(1.76,3.05)	1.65(1.00,2.32)
	女性	2.04(0.97,2.80)	1.67(0.66,2.82)	2.65(1.44,3.81)	2.27(1.71,2.74)
	总体	1.89(0.84,3.37)	1.75(1.02,3.12)	2.50(1.62,3.73)[#]	1.80(1.16,2.64)
AngI(μg/L)[a]	男性	7.51(5.13,10.94)	3.20(2.83,8.74)	5.55(3.55,8.84)	3.40(2.60,4.08)[&]
	女性	3.95(2.67,7.55)	3.33(2.62,3.97)	5.75(3.12,8.46)	3.76(3.01,7.96)
	总体	5.13(3.2,9.08)	3.33(2.68,6.91)	5.55(3.41,8.52)	3.54(2.90,5.93)
Ang Ⅱ (ng/L)[a]	男性	178.01 (120.50,296.85)	74.13 (51.43,159.20)[&]	246.50 (196.46,317.51)	113.14 (67.12,152.30)[&&]
	女性	184.09 (112.03,269.90)	76.07 (53.10,100.82)[&&]	265.66 (197.22,296.47)[#]	139.13 (73.43,162.24)[*&&]
	总体	178.01 (114.42,276.08)	75.59 (52.56,101.92)[&&]	252.48 (196.15,299.07)[#]	131.92 (67.12,154.90)[*&&]
ALD(ng/L)[a]	男性	175.70 (129.45,244.18)	137.27 (79.57,234.88)	143.55 (115.21,186.68)	108.52 (89.61,175.92)[&&]
	女性	165.78 (134.51,174.74)	161.11 (105.61,214.13)	166.12 (128.93,244.12)	151.36 (99.89,185.53)[&]
	总体	168.17 (130.40,183.65)	154.49 (85.57,229.14)	144.22 (119.76,198.76)	136.96 (89.61,186.70)[&&]

注:a:非正态分布数据,以中位数(P_{25},P_{75})表示;

实验前组间比较 ♯ 表示 $p<0.05$,♯♯ 表示 $p<0.01$;实验后组间比较 * 表示 $p<0.05$,

＊＊表示 $p<0.01$;组内前后比较 & 表示 $p<0.05$,& & 表示 $p<0.01$。(表 8-3 同此)

表 8-3　有氧运动干预前后受试对象外周血脂肪因子及炎症因子变化情况

指标	性别	肥胖正常血压组		肥胖高血压组	
		实验前	实验后	实验前	实验后
Visfatin (ng/mL)	男性	76.98±6.35	74.45±7.99	76.90±6.99	69.78±7.14[&]
	女性	77.40±7.57	72.41±11.10[&]	76.53±8.12	78.26±14.54
	总体	77.22±6.97	73.27±9.82[&]	76.76±7.32	73.06±11.21[&]
LEP (ng/mL)	男性	12.08(10.75,12.47)	9.28(8.34,9.70)[&]	12.55(11.03,13.80)[#]	10.92(9.70,11.98)[&&]
	女性	12.74(11.39,13.84)	10.88(10.36,16.55)	15.87(13.58,19.41)	12.81(10.74,14.26)[&]
	总体	12.12(10.83,13.21)	10.30(9.17,10.92)[&]	13.63(12.30,17.46)[#]	11.43(9.93,13.37)[&&]
ADPN (ug/mL)	男性	10.06±3.33	11.37±1.54[&]	10.13±1.91	10.86±1.06[&&]
	女性	10.37±1.99	11.64±1.44	10.09±1.97	11.65±1.56
	总体	10.24±2.59	11.53±1.47[&]	10.12±1.90	11.17±1.31[&]
RETN (ng/mL)	男性	24.95(23.92,25.97)	19.00(17.57,19.79)[&&]	25.04(23.13,26.19)	20.80(18.92,22.96)[&&]
	女性	24.55(24.14,26.87)	19.83(18.93,20.48)[&&]	24.16(23.29,26.09)	18.49(16.88,18.97)[&&]
	总体	24.73(24.02,26.28)	19.56(17.77,20.24)[&&]	24.94(23.13,26.17)	19.56(17.92,21.86)[&&]
hs-CRP (mg/L)	男性	5.99±0.80	5.23±0.89[&&]	6.65±1.86	5.99±1.08[&]
	女性	5.36±1.01	4.99±1.23	5.80±1.22	5.51±0.94
	总体	5.62±0.97	5.09±1.09[&&]	6.32±1.67[#]	5.80±1.04[*&]
TNF-α (ng/mL)	男性	1.19±0.24	1.21±0.19	1.23±0.15[#]	1.19±0.19[&&]
	女性	1.27±0.17	1.17±0.12	1.53±0.20	1.10±0.13
	总体	1.23±0.20	1.18±0.15	1.35±0.22[#]	1.16±0.17[&&]
IL-6 (pg/mL)	男性	12.31±1.99	11.98±2.58	13.21±1.57[#]	12.20±2.20[&&]
	女性	12.43±2.29	11.64±2.37[&]	13.57±1.43	11.91±2.19[&]
	总体	12.38±2.14	11.78±2.42[&]	13.35±1.50[#]	12.09±2.16[&&]

8.4.3　收缩压、舒张压与脂肪细胞因子相关性分析

控制年龄、性别的偏相关分析结果显示收缩压(SBP)与 LEP、RETN 呈显著正相关($P<0.05$),与 hs-CRP 呈高度显著正相关($P<0.01$);舒张压(DBP)与 LEP、RETN、hs-CRP 呈高度显著正相关($P<0.01$),与 TNF-(呈显著正相关($P<0.05$)(表 8-4)。

表 8-4　收缩压、舒张压与脂肪因子和炎症因子相关性分析结果(偏相关)

指标	SBP	DBP
	r	r
Visfatin	0.022	0.149
LEP	0.183▲	0.307▲▲
ADPN	−0.053	−0.111
RETN	0.180▲	0.320▲▲
TNF-α	0.171	0.209▲
IL-6	0.042	0.164
hs-CRP	0.300▲▲	0.260▲▲

注:▲▲表示 $p < 0.01$,▲表示 $p < 0.05$。

8.4.4 脂肪细胞因子与 RAAS 组分相关性分析

由表 8-5 可见 ADPN、RETN、hs-CRP 分别与 AngⅡ高度相关($P < 0.01$); LEP、TNF-(分别与 AngI 正相关($P < 0.05$),RETN 与 AngI 高度正相关($P < 0.01$);ADPN、TNF-(与 ALD 相关($P < 0.05$),IL-6 与 ALD 高度正相关($P < 0.01$)。

表 8-5　RAAS 组分与脂肪细胞因子相关性分析结果

指标	PRA	AngⅡ	AngI	ALD
	r	r	r	r
Visfatin	0.168	0.163	−0.044	−0.038
LEP	0.078	0.078	0.193▲	0.052
ADPN	0.116	−0.242▲▲	−0.021	−0.180▲
RETN	0.006	0.412▲▲	0.265▲▲	0.095
TNF-α	0.060	0.060	0.197▲	0.207▲
IL-6	−0.033	0.117	0.037	0.252▲▲
hs-CRP	−0.034	0.242▲▲	0.096	−0.088

注:▲▲表示 $p < 0.01$,▲表示 $p < 0.05$。

8.4.5 有氧运动对受试对象内皮功能的影响

表 8-6　有氧运动干预前后受试对象内皮功能相关指标变化情况

指标	性别	肥胖正常血压组		肥胖高血压组	
		实验前	实验后	实验前	实验后
Svcam-1 (ng/mL)[a]	男性	713.77 (634.56,811.93)	627.08 (586.27,682.20)[&&]	765.89 (727.61,859.78)[#]	706.94 (671.20,733.64)[&&,*]
	女性	859.42 (785.91,880.79)	701.02 (665.98,726.47)[&&]	793.51 (763.82,854.34)	721.22 (647.25,778.92)[&]
	总体	813.21 (717.92,874.03)	682.20 (629.22,714.99)[&&]	780.61 (734.09,859.78)	710.23 (655.93,756.43)[&&,*]
vWF (U/L)	男性	1610.86±112.01	1398.25±100.18[&&]	1730.76±146.40[#]	1463.52±198.44[&&]
	女性	1625.12±88.22	1415.66±108.50[&&]	1671.23±171.67	1391.77±156.45[&&]
	总体	1619.14±97.36	1408.36±103.74[&&]	1707.72±156.64[#]	1435.74±184.02[&&]
ET-1 (pg/mL)	男性	76.91±13.73	62.08±17.36[&]	79.87±10.05	65.92±14.16[&&]
	女性	74.46±13.19	62.54±15.08[&&]	80.40±10.71	67.12±17.27[&]
	总体	75.48±13.25	62.35±15.80[&&]	80.08±10.14	66.38±15.17[&&]
E-Selectin (ng/mL)	男性	52.86±4.49	47.04±4.57[&&]	54.53±3.98	48.23±4.10[&&]
	女性	51.12±5.77	45.93±4.94[&&]	52.36±5.14	45.74±3.11[&&]
	总体	51.85±5.26	46.40±4.74[&&]	53.69±4.51	47.27±3.89[&&]
NO (umol/L)	男性	52.17±10.87	61.34±10.13[&]	51.26±6.58	59.72±7.00[&&]
	女性	62.52±7.38	62.32±7.33	54.41±10.21[#]	57.93±6.76
	总体	58.18±10.25	61.91±8.47[&&]	52.48±8.16[#]	59.03±6.85[&&]
ET-1/NO	男性	1.56±0.55	1.01±0.23[&]	1.59±0.31	1.12±0.29[&&]
	女性	1.20±0.23	1.01±0.24[&]	1.57±0.58[#]	1.16±0.28[&]
	总体	1.35±0.43	1.01±0.23[&&]	1.58±0.42[#]	1.14±0.28[&&]

注:a:非正态分布数据,以中位数(P_{25},P_{75})表示;

实验前组间比较 # 表示 $p<0.05$,# # 表示 $p<0.01$;实验后组间比较 * 表示 $p<0.05$,* * 表示 $p<0.01$;组内前后比较 & 表示 $p<0.05$,&& 表示 $p<0.01$。

8.5　讨论

8.5.1　高血压与 RAAS

肾素－血管紧张素－醛固酮系统(RAAS)是人体中最重要的血压控制系统之一[1][2][3]。对 RAAS 研究已有近百年的历史,RAAS 作为心血管系统最重要、历史最久远的活性物质早已被公认,随着生物技术的飞速发展,RAAS 新的成员、新的受体、新的调节物和新的药物等不断问世,RAAS 及其组分依旧是心血管疾病研究领域的热点。

肾素(REN)也被称为血管紧张素原酶,它是由肾小球旁器的球旁细胞释放的一种蛋白水解酶,经肾静脉释放到血液中,它能催化肝脏所分泌的血管紧张素原(AGT),使其转变成血 Ang Ⅰ。Ang Ⅰ 在血管紧张素转换酶的进一步作用下,降解为 Ang Ⅱ,Ang Ⅱ 可由氨基肽酶作用水解为 Ang Ⅲ。Ang Ⅱ 在 RAAS 中占据核心位置,Ang Ⅱ 具有很强的生物活性,具有强烈的缩血管作用,是目前已知的内源性升压物质中作用最强的激素之一。其升压作用约为肾上腺素的 $10 \sim 40$ 倍,并可通过刺激肾上腺皮质球状带,促使 ALD 分泌,促进钠离子及水分的再吸收,刺激交感神经节增加去甲肾上腺素分泌,增加交感神经递质和提高特异性受体的活性等,使血压升高。Ang Ⅱ 还可反馈性抑制 REN 的分泌并刺激肾脏分泌前列腺素(PG),使血压保持在正常水平。由 REN 到 ALD 合成的调解系统被称为 RAAS。

本研究中两组受试对象身上均存在 RAAS 升高的现象,其中在有氧运动干预前两组受试对象中具有 PRA(正常饮食—立位参考值:0.93~6.56)和 Ang Ⅱ(正常饮食-立位参考值:55.3~115.3)超标现象,尤其是肥胖高血压组这两项指标均高于肥胖正常血压组。在经过 4 周有氧运动干预之后两组受试对象 RAAS 均得到下调,肥胖高血压组血压也相应有所改善,脉压差有所减小。有研究表明当肥胖患者体重下降 5% 后,外周循环 REN 以及 AGT 水平分别下降

[1] 李新立. 追本溯源,再看肾素血管紧张素醛固酮系统在中国人群高血压发病机制中的作用[J]. 中华高血压杂志, 2011, 19(2):104-108.

[2] 余振球. RAAS 系统在难治性高血压中的地位[J]. 中国心血管病研究杂志, 2010(6):456-459.

[3] 罗健. 高血压:一种慢性低级别炎症性疾病[J]. 心血管病学进展, 2010, 31(4):567-569.

43%和27%,ACE 活性下降12%,脂肪组织中 AGT 表达减少20%[1],这与本研究所表现出来的趋势是吻合的。目前对于有氧运动引起 RAAS 下调的确切机制研究较少可能与以下几方面有关:

(1)可能与体内脂肪堆积状况有所改善,肾脏所受的物理性压迫有所缓解有关。

(2)体脂率的降低使得脂肪组织 RAAS 组分分泌量减少进而使循环血液 RAAS 组分总量减少。

(3)规律的有氧运动引起交感神经系统尤其是肾交感神经系兴奋性下调,使交感神经对 RAAS 的激活程度下降。

(4)有氧运动使肥胖者代谢综合征及体内低度炎症状态有所改善。

8.5.2 脂肪细胞因子在肥胖相关高血压中的作用

既往研究已经证实脂肪不仅具有传统意义上的能量储存功能,它还是一个活跃的能够分泌多种具有高度生物活性的脂肪细胞因子的重要内分泌组织。脂肪因子可通过多种介质和不同的信号通路独立或与其他介质及脂肪因子相互作用来实现各种不同的生理功能。尽管肥胖相关高血压的确切机制尚未完全阐明,但是有证据表明脂肪组织分泌的多种脂肪因子可能参与了这一病理、生理过程。本研究选取了 Visfatin、LEP、ADPN、RETN、TNF-α、IL-6、hs-CRP 等多种脂肪细胞因子相关指标进行了研究。

Visfatin 是一种在脂肪分化和糖代谢中具有特殊意义的新型脂肪因子[2],它于 2005 年首次被发现。Visfatin 在内脏脂肪中表达升高,同时具有类胰岛素作用。目前对于 Visfatin 与高血压的研究较少,有限的研究显示 Visfatin 与肥胖相关高血压并无直接关联[3]。但不排除 Visfatin 通过其他途径间接作用与肥胖相关高血压的发病过程。本研究中两组受试对象 Visfatin 经 4 周有氧运动干预后均出现了显著性的下降,但与血压指标并无相关性。Visfatin 降低的原因分析可能与有氧运动降低了脂肪堆积程度,受试对象体脂率尤其是内脏脂肪

❶Engeli S,Bohnke J,Gorzelniak K,et al. Weight loss and the renin-angiotensin-aldosterone system[J]. Hypertension,2005,45(3):356-362.

❷赖爱萍,陈文鹤,王益义.肥胖儿童少年血清内脂素水平与糖代谢、脂代谢的相关性研究[J]. 中国体育科技,2012(2):86-90.

❸Schutte A.E,Huisman H.W,Schutte R,et al. Adipokines and cardiometabolic function:How are they interlinked[J]. Regul Pept,2010,164(2-3):133-138.

含量下降有关,因为有研究显示 Visfatin 与脂肪含量及 BMI 水平均有关❶❷。

　　LEP 是由白色脂肪组织分泌的多肽激素,瘦素的生物学作用广泛而复杂,瘦素通过血脑屏障发挥其生物学效应。瘦素可能在肥胖相关高血压的发病机制中扮演重要角色,这主要集中在 LEP 提高 SNS 活性上。LEP 参与的瘦素－黑皮质素系统(leptin-melanocortin system)是其激活 SNS 的可能机制❸❹。瘦素由白色脂肪组织产生并进入外周血后,处于游离或与受体结合形成二聚体状态,进而激活下游相关信号转导通路,作用于包括中枢和外周的多个位点,影响机体许多生理系统及代谢通路。多项研究表明在严重肥胖症患者身上高水平的瘦素可以导致 SNS 激活和动脉血压的升高。Harlan 等人发现剔除肥胖高血压小鼠下丘脑弓状核的瘦素受体,可抑制肾交感神经激活同时高血压也显著降低❺。尽管存在瘦素缺乏的老鼠身上患有极度肥胖、胰岛素抵抗、血脂异常等问题,但是却没有发生高血压。Ozata 等人的研究发现瘦素基因突变的儿童身上也存在同样的问题,他们患有早发性肥胖症、代谢综合征,但是血压却处于正常水平。这些证据暗示了瘦素与高血压存在密切联系。瘦素在 SNS 激活过程中的作用可能是通过阿片－促黑素细胞皮质素原－黑皮质素 3/4 受体(POMC-MC3/4R)通路的激活介导瘦素对 SNS 激活和血压的影响(见第 5 章图 5-3)。POMC 神经元与 LR(瘦素受体)共定位或很接近于包含 LR 的下丘脑神经元❻。瘦素在下丘脑增加了 POMC 表达,从而提高了 MC3/4Rs 的内源性配体 α 促黑激素产生量。证据表明,POMC-MC3/4R 通路激活对瘦素影响血压起到主要的

❶Kaminska A，Kopczynska E，Bronisz A，et al. An evaluation of visfatin levels in obese subjects[J]. Endokrynol Pol，2010，61(2)：169-173.

❷Davutoglu M，Ozkaya M，Guler E，et al. Plasma visfatin concentrations in childhood obesity：relationships with insulin resistance and anthropometric indices[J]. Swiss Med Wkly，2009，139(1-2)：22-27.

❸da S.A，Kuo J.J，Hall J.E. Role of hypothalamic melanocortin 3/4-receptors in mediating chronic cardiovascular，renal，and metabolic actions of leptin[J]. Hypertension，2004，43(6)：1312-1317.

❹Tallam L.S，da S.A，Hall J.E. Melanocortin-4 receptor mediates chronic cardiovascular and metabolic actions of leptin[J]. Hypertension，2006，48(1)：58-64.

❺Harlan S.M，Morgan D.A，Agassandian K，et al. Ablation of the leptin receptor in the hypothalamic arcuate nucleus abrogates leptin-induced sympathetic activation[J]. Circ Res，2011，108(7)：808-812.

❻Cone R.D. Studies on the physiological functions of the melanocortin system[J]. Endocr Rev，2006，27(7)：736-749.

介导作用,POMC 神经元在去除了 LR 之后,能够阻断血压的升高,使用药物拮抗 MC3/4Rs 之后能够完全阻断了瘦素刺激肾交感神经(RSNA)和升压影响❶。瘦素－POMC 激活对血压的影响,发挥主要作用的是 MC4R 而不是 MC3R,研究发现在缺失 MC4R 的肥胖和不肥胖老鼠中慢性注射瘦素均没有使血压升高,这表明 MC4R 的缺失阻断了瘦素对血压的慢性影响,而不是肥胖引起的瘦素抵抗引起的❷。

大多数肥胖者存在高血清瘦素现象及瘦素抵抗,有学者认为瘦素抵抗是具有选择性的,认为其调节代谢的功能下降或丧失,但其激活 SNS 的效应依然存在,进而使血压升高。另外,LEP 还可能通过作用于 RAAS 使得血管紧张素升高,外周阻力增加,血压升高❸❹。国外有研究显示,人体中外周血瘦素水平与肾素活性和醛固酮等 RAAS 组分呈正相关❺。LEP 除了直接参与血压调节机制外,还有可能对血压产生间接作用,如 LEP 能够刺激细胞增殖,上调如 TNF-α、IL-6、ROS 等多种血管炎症介质对血管内皮功能产生影响。本研究中两组受试对象经 4 周有氧运动干预后两组受试对象 LEP 均出现显著性的下降,瘦素抵抗状况均有所改善。值得注意的是肥胖高血压组受试对象在有氧运动干预前瘦素水平要高于肥胖正常血压组,在相关性分析中 LEP 与 SBP、DBP 均呈正相关,这提示 LEP 可能参与了肥胖相关高血压的发病过程,LEP 抵抗状况改善对于预防肥胖相关高血压具有积极意义。

ADPN 是由白色脂肪分泌的一种具有生物活性的肽类激素,研究显示 ADPN 具有复杂多样的生物活性,它具有抗炎症、改善胰岛素抵抗、改善血管内皮功能等生物学作用。目前对于 ADPN 与肥胖高血压之间联系的研究相对较

❶da S.A, Kuo J.J, Hall J.E. Role of hypothalamic melanocortin 3/4-receptors in mediating chronic cardiovascular, renal, and metabolic actions of leptin[J]. Hypertension, 2004, 43 (6): 1312-1317.

❷Tallam L.S, da S.A, Hall J.E. Melanocortin-4 receptor mediates chronic cardiovascular and metabolic actions of leptin[J]. Hypertension, 2006, 48(1): 58-64.

❸Adamczak M, Kokot F, Wiecek A.W. Relationship between plasma renin profile and leptinaemia in patients with essential hypertension[J]. J Hum Hypertens, 2000, 14(8): 503-509.

❹Al-Hazimi A.M, Syiamic A.Y. Relationship between plasma angiotensin II, leptin and arterial blood pressure[J]. Saudi Med J, 2004, 25(9): 1193-1198.

❺Suter P.M, Locher R, Hasler E, et al. Is there a role for the ob gene product leptin in essential hypertension[J]. Am J Hypertens, 1998, 11(11 Pt 1): 1305-1311.

少,有的研究显示 ADPN 与高血压及肥胖均存在一定的关联度[1][2]。本研究中 ADPN 虽与血压无直接相关性,但却与 Ang Ⅱ 存在显著的负相关,相同的结果也在相关研究中被阐述,这提示肥胖者低 ADPN 可能通过加快动脉粥样硬化引起外周血管下降等来间接作用于血压。本研究中两组受试对象实验前组间均无差异,但经 4 周有氧运动干预后 ADPN 均有所升高。提示有氧运动对缓解肥胖者低 ADPN 有效,低 ADPN 的改善可能会进一步影响到高血压相关致病因素进而改善血压。

　　RETN 也是由白色脂肪分泌的一种富含半胱氨酸的特异性激素。以往的研究证实 RETN 是介导胰岛素抵抗与肥胖的重要脂肪细胞因子。RETN 可通过多种途径诱发胰岛素抵抗[3]。新近的研究发现 RETN 可以对血管内皮功能产生影响。RETN 可提高 ET mRNA 的表达、刺激血管黏附细胞因子(vascular cell adhesion molecule,VCAM)的分泌对血管内皮功能产生影响[4][5],改变血流动力学进而影响血压。另有研究发现,RETN 有一定的促炎作用和诱发氧化应激[6]。本研究中两组受试对象因脂肪堆积状况减轻而使 RETN 水平均出现明显的降低。RETN 与血压的相关性分析发现 RETN 与血压存在一定的相关性,同时与部分 RAAS 组分存在正相关,这提示 RETN 可能参与了肥胖相关高血压的发病过程。

　　脂肪组织还可以直接分泌或促进合成多种炎症因子,如 TNF-α、IL-6、hs-CRP。TNF-α 是由脂肪组织合成和分泌的一种重要的炎症因子,它能由脂肪细胞和脂肪组织中的巨唾细胞同时分泌,与胰岛素抵抗、高血压等密切相关。

[1] Kim D.H,Kim C,Ding E.L,et al. Adiponectin levels and the risk of hypertension:a systematic review and meta-analysis[J]. Hypertension,2013,62(1):27-32.

[2] 周琦,吴丽华. 脂联素、肾素及血管紧张素Ⅱ在肥胖性高血压患者中的变化[J]. 华南国防医学杂志,2014,(2):107-109.

[3] Verma S,Li S.H,Wang C.H,et al. Resistin promotes endothelial cell activation:further evidence of adipokine-endothelial interaction[J]. Circulation,2003,108(6):736-740.

[4] Kawanami D,Maemura K,Takeda N,et al. Direct reciprocal effects of resistin and adiponectin on vascular endothelial cells:a new insight into adipocytokine-endothelial cell interactions[J]. Biochem Biophys Res Commun,2004,314(2):415-419.

[5] 李焱,何娟,李芳萍,等. 抵抗素在肝脏胰岛素抵抗中的作用及其机制探讨[J]. 中国药理学通报,2009,(2):190-193.

[6] 何东,李骊华. 脂联素与抵抗素对动脉粥样硬化的作用及其与血管紧张素受体拮抗剂关系[J]. 中国老年学杂志,2014,(04):1142-1144.

TNF-α 可能通过影响血管内皮功能,减少内皮 NO 合成促进平滑肌增殖等机制参与高血压发生发展。IL-6 是以一种与 TNF-α 类似的促炎细胞因子,但是它不仅仅只由脂肪组织分泌还可由 T 细胞、内皮细胞等分泌。IL-6 在循环中以多种糖基化形式发挥从炎症到宿主防御和组织损伤等多种效应❶。IL-6 可促进内皮功能障碍、降低外周血管舒张功能,增加阻力而升高血压,IL-6 还可促进血管平滑肌细胞增殖,使细胞内钙离子快速升高,引起血管收缩升高血压。TNF-α、IL-6 的过度升高使 hs-CRP 在肝脏内合成增加。hs-CRP 被认为是最敏感的心血管疾病炎症标志物❷。研究显示 hs-CRP 与高血压密切相关,同时 hs-CRP 可能是影响高血压发生发展的独立危险因素❸❹。hs-CRP 与高血压的因果关系目前尚不完全清晰,但在肥胖者身上存在诸多因素可显著提高 hs-CRP 水平,可能参与了肥胖诱发高血压的发病过程。hs-CRP 可能通过以下几个方面影响血压:

(1)高水平 hs-CRP 影响血管内皮功能。高水平 hs-CRP 直接参与炎症反应,损伤血管内皮细胞,使内皮细胞分泌 NO 和 PG,同时 hs-CRP 可诱导内皮细胞表达黏附因子,促进释放 ET-1 导致血管舒张功能减弱血流动力学改变进而影响血压❺❻。

(2)高水平 hs-CRP 加剧了肥胖者的氧化应激程度❼。

❶Iglesias P, Diez J.J. Adipose tissue in renal disease: clinical significance and prognostic implications[J]. Nephrol Dial Transplant, 2010, 25(7): 2066-2077.

❷Kuo H.K, Yen C.J, Chen J.H. Association of cardiorespiratory fitness and levels of C-reactive protein: data from the National Health and Nutrition Examination Survey 1999-2002 [J]. Int J Cardiol, 2007, 114(1): 28-33.

❸Mogelvang R, Haahr-Pedersen S, Bjerre M, et al. Osteoprotegerin improves risk detection by traditional cardiovascular risk factors and hsCRP[J]. Heart, 2013, 99(2): 106-110.

❹Wu A, Zhang D, Gao Y, et al. The Correlation between High-Sensitivity C-Reactive Protein, Matrix Metallopeptidase 9, and Traditional Chinese Medicine Syndrome in Patients with Hypertension[J]. Evid Based Complement Alternat Med, 2013: 780-937.

❺Jinghua L, Tie Z, Ping W. The relationship between serum sialic acid and high-sensitivity C-reactive protein with prehypertension[J]. Med Sci Monit, 2014(20): 551-555.

❻Asferg C.L, Andersen U.B, Linneberg A, et al. Obese hypertensive men have plasma concentrations of C-reactive protein similar to that of obese normotensive men[J]. Am J Hypertens, 2014, 27(10): 1301-1307.

❼Yasunari K, Maeda K, Nakamura M. Oxidative stress in leukocytes is a possible link between blood pressure, blood glucose, and C-reacting protein[J]. Hypertension, 2002, 39 (3): 777-780.

（3）高水平 hs-CRP 通过参与胰岛素抵抗、动脉粥样硬化等发病过程而间接作用于高血压。本研究中两组受试对象经 4 周有氧运动干预后炎症状态均有所改善，提示有氧运动可改善肥胖青少年的低度炎症状态。干预前肥胖高血压组 TNF-α、IL-6、hs-CRP 三项指标均高于血压正常组，说明高血压肥胖青少年体内炎症程度要比血压正常肥胖青少年严重。在相关性分析中 hs-CRP、TNF-α 与血压呈正相关，尤其是 hs-CRP 与 SBP、DBP 均呈正相关，提示 hs-CRP 可能是与肥胖相关高血压发病过程相密切联系的重要指标。

8.5.3　RAAS 与脂肪组织

以往认为 RAAS 属于内分泌系统，但近年来的研究发现 RAAS 不只在肾脏产生，在脑、心、脂肪、肌肉等肾外组织器官也有分泌产生，且不依赖于血液循环中的 RAAS 组分而自成系统[1][2][3]，于是科研人员提出局部组织 RAAS 的概念[4]。

脂肪组织可以表达 RAAS 所有组分，有研究发现在人体和动物脂肪组织中 AGT 有着高度的表达，同时成熟的脂肪细胞可以分泌 AGT，甚至有研究提出在大鼠身上有 30% 的循环 AGT 来自脂肪组织[5]，在高脂饮食的动物身上及肥胖的人体脂肪组织中 Ang II 均有过量的表达[6][7][8]。机体在肥胖的状态下，脂肪组织局部及全身 RAAS 均被激活，实验研究表明，肥胖组织的 RAAS 受激素和

[1] 罗晓佳，陈晓平. 血管内皮细胞损伤与高血压[J]. 心血管病学进展，2010，（4）：573-577.

[2] Goossens G.H，Jocken J.W，Blaak E.E，et al. Endocrine role of the renin-angiotensin system in human adipose tissue and muscle：effect of beta-adrenergic stimulation[J]. Hypertension，2007，49(3)：542-547.

[3] Inagami T. Renin in the brain and neuroblastoma cells：an endogenous and intracellular system[J]. Neuroendocrinology，1982，35(6)：475-482.

[4] Dzau VJ，Re R. Tissue angiotensin system in cardiovascular medicine. A paradigm shift[J]. Circulation，1994，89(1)：493-498

[5] Darimont C，Vassaux G，Ailhaud G. Differentiation of preadipose cells：paracrine role of prostacyclin upon stimulation of adipose cells by angiotensin-II [J]. Endocrinology，1994，135(5)：2030-2036.

[6] Frederich R.C，Kahn B.B，Peach M.J. Tissue-specific nutritional regulation of angiotensinogen in adipose tissue[J]. Hypertension，1992，19(4)：339-344.

[7] Hainault I，Nebout G，Turban S et al. Adipose tissue-specific increase in angiotensinogen expression and secretion in the obese (fa/fa) Zucker rat[J]. Am J Physiol Endocrinol Metab，2002，282(1)：59-66.

[8] Van Harmelen V，Ariapart P，Hoffstedt J，et al. Increased adipose angiotensinogen gene expression in human obesity[J]. Obes Res，2000，8(4)：337-341.

营养物质的调节,且与肥胖程度密切相关。局部 RAAS 的活化可促进脂肪细胞的成熟与分化,促进新生血管形成与脂肪组织重构,增强脂肪细胞释放各种炎症因子,引起内皮细胞功能障碍、高血压、胰岛素抵抗、动脉粥样硬化、肿瘤等多种疾病[1][2]。

脂肪组织局部 RAAS 的活化作用于肥胖相关高血压可能主要通过促进 RAAS 的主要活性成分 Ang Ⅱ 过量合成而实现。Ang Ⅱ 与 AT1R 和 AT2R 这两种跨膜转运蛋白来实现其生物学功能[3]。Ang Ⅱ 主要是与 AT1R 结合来实现其大多数的生理作用的。AT1R 被激活后,刺激血管收缩促进醛固酮的释放、提高水钠重吸收与增加交感神经兴奋性来调节血压。局部 RAAS 对脂肪组织的代谢和生理学功能也发挥着重要作用,如 Ang Ⅱ 可调节脂肪组织的血流,生长和代谢[4]。本研究中 LEP、ADPN、RETN、TNF-α、IL-6、hs-CRP 均与 RAAS 组分存在一定相关性,提示肥胖青少年脂肪组织细胞因子与 RAAS 组分存在关联性,两者可能互为作用、相互影响,在肥胖相关高血压发病机制中扮演重要角色。

8.5.4 青少年肥胖与血管内皮功能障碍

儿童青少年时期超重、肥胖与成年后患高血压、动脉粥样硬化、冠心病等心血管疾病(Cardio Vascular Disorder,CVD)的死亡率是相关联的[5]。内皮功能障碍可能是肥胖与 CVD 间的重要链接。内皮功能障碍(Endothelial Dysfunction,ED)也成为内皮功能紊乱,ED 是指在诱因的作用下血管内皮细胞分泌的内皮源性收缩因子(Endothelium Derived Contracting Factor,EDCF)与内皮源性舒张因子(Endothelium Derived Relaxing Factor,EDRF)动态平衡被打破,导

[1] Cassis L. A, Police S. B, Yiannikouris F, et al. Local adipose tissue renin-angiotensin system[J]. Curr Hypertens Rep, 2008, 10(2): 93-98.

[2] Liang D, Liu H.F, Yao C.W, et al. Effects of interleukin 18 on injury and activation of human proximal tubular epithelial cells[J]. Nephrology (Carlton), 2007, 12(1): 53-61.

[3] Kagami S. Involvement of glomerular renin-angiotensin system (RAS) activation in the development and progression of glomerular injury[J]. Clin Exp Nephrol, 2012, 16(2): 214-220.

[4] Thethi T, Kamiyama M, Kobori H. The link between the renin-angiotensin-aldosterone system and renal injury in obesity and the metabolic syndrome[J]. Curr Hypertens Rep, 2012, 14(2): 160-169.

[5] Berenson G.S, Srinivasan S.R, Bao W, et al. Association between multiple cardiovascular risk factors and atherosclerosis in children and young adults[J]. The Bogalusa Heart Study, 1998, 338(23): 1650-1656.

致 EDCF/EDRF 升高使动脉血管无法对适当的内皮刺激做出充分的舒张❶。诸多既往研究已经证实在肥胖儿童青少年体内已经存在内皮功能障碍,且与肥胖相关❷。

8.5.4.1　肥胖引发内皮功能障碍的可能机制

肥胖引发内皮功能障碍的机制目前尚不完全明确,可能与以下因素有关(见图 8-1):

(1)胰岛素抵抗。肥胖者通常会存在 IR,TR 与 ED 往往也共同存在且具有互相促进的作用❸。分子水平上 IR 是通过 PI3K-Akt 途径刺激内皮生成 NO 减少及激活 MAPK 通路刺激 ET-1 释放来实现的。

(2)氧化应激。有证据显示氧化应激参与并引起内皮功能障碍❹。无论人体还是动物实验均已表明肥胖与氧化应激相关❺❻。氧化应激也在肥胖相关高血压的发生发展过程中扮演重要角色,Nagae❼ 等人的研究显示氧化应激在交感神经系统过度激活过程中发挥重要作用,在 SNS 过度激活可进一步诱发高血压。另外氧化应激在血管内可降低血管舒张性,使血管收缩增强,参与并增加血管的重新构造,使外周阻力增加进而升高血压❽。氧化应激诱发 ED 的机

❶Pareyn A，Allegaert K，Verhamme P，et al. Impaired endothelial function in adolescents with overweight or obesity measured by peripheral artery tonometry[J]. Pediatr Diabetes，2015，16(2)：98-103.

❷Levent E，Goksen D，Ozyurek AR，et al. Stiffness of the abdominal aorta in obese children [J]. J Pediatr Endocrinol Metab, 2002,15(4)：405-409.

❸Verma S，Yao L，Stewart DJ，et al. Endothelin antagonism uncovers insulin-mediated vasorelaxation in vitro and in vivo[J]. Hypertension，2001，37(2)：328-333.

❹Hall J.E，Granger J.P，do C.J，et al. Hypertension：physiology and pathophysiology[J]. Comprehensive Physiology，2012，2(4)：2393-2442.

❺Furukawa S，Fujita T，Shimabukuro M，et al. Increased oxidative stress in obesity and its impact on metabolic syndrome[J]. J Clin Invest，2004，114(12)：1752-1761.

❻Keaney J.F ，Larson M.G，Vasan R.S，et al. Obesity and systemic oxidative stress：clinical correlates of oxidative stress in the Framingham Study[J]. Arterioscler Thromb Vasc Biol，2003，23(3)：434-439.

❼Nagae A，Fujita M，Kawarazaki H，et al. Sympathoexcitation by oxidative stress in the brain mediates arterial pressure elevation in obesity-induced hypertension[J]. Circulation，2009，119(7)：978-986.

❽Montezano A.C，Touyz R.M. Molecular mechanisms of hypertension--reactive oxygen species and antioxidants：a basic science update for the clinician[J]. Can J Cardiol，2012，28 (3)：288-295.

制复杂,最主要的原因可能是肥胖人群会产生过多的活性氧(Reactive Oxygen Species,ROS)❶,ROS 会限制 NO 活性和生物利用❷。

(3)脂代谢紊乱。脂代谢紊乱引发 ED 的机制尚未完全阐明,可能与两方面有关:一是肥胖人群过多的游离脂肪酸会抑制内皮型一氧化氮合酶(Endothelial Nitric Oxide Synthase,eNOS)导致过多的 ROS 生成❸;二是过多的游离脂肪酸可以下调 PI3K 路径最近导致 NO 生成减少❹。游离脂肪酸还有可能通过间接作用增加 ET-1 的合成❺。

(4)脂肪因子分泌失衡。脂肪组织作为重要的内分泌器官可以分泌多种具有生物活性的脂肪因子,其中肥胖者常有脂肪因子分泌失衡的现象。肥胖者常伴有高 LEP、低 ADPN,有证据显示这均会扰乱胰岛素的信号传导途径❻❼,而致 ED 发生。脂肪组织分泌的炎症或促炎因子如 TNF-α、IL-6 等也直接或间接的参与到了 ED 的发生过程。如 TNF-α 可抑制 eNOS 表达并上调内皮细胞的 ET-1 的表达❽❾。TNF-α 可使 IL-6,C 反应蛋白的合成增加,诱导内皮细胞表达白细胞黏附分子 1(Leukocyte adhesion molecule-1,ELAM-1)、细胞间黏附分子 1(intercellular

---

❶Perticone F,Ceravolo R,Candigliota M,et al. Obesity and body fat distribution induce endothelial dysfunction by oxidative stress: protective effect of vitamin C[J]. Diabetes,2001,50(1):159-165.

❷Landmesser U,Drexler H. Effect of angiotensin Ⅱ type 1 receptor antagonism on endothelial function: role of bradykinin and nitric oxide[J]. J Hypertens Suppl,2006,24(1):S39-43.

❸Pleiner J,Schaller G,Mittermayer F,et al. FFA-induced endothelial dysfunction can be corrected by vitamin C[J]. J Clin Endocrinol Metab,2002,87(6):2913-2917.

❹Wassink A.M,Olijhoek J.K,Visseren F.L. The metabolic syndrome: metabolic changes with vascular consequences[J]. Eur J Clin Invest,2007,37(1):8-17.

❺Piatti P.M,Monti L.D,Conti M,et al. Hypertriglyceridemia and hyperinsulinemia are potent inducers of endothelin-1 release in humans[J]. Diabetes,1996,45(3):316-321.

❻Chandran M,Phillips S.A,Ciaraldi T,et al. Adiponectin: more than just another fat cell hormone[J]. Diabetes Care,2003,26(8):2442-2450.

❼Dyck D.J,Heigenhauser G.J,Bruce C.R. The role of adipokines as regulators of skeletal muscle fatty acid metabolism and insulin sensitivity[J]. Acta physiologica (Oxford,England),2006,186(1):5-16.

❽Rask-Madsen C,King GL. Mechanisms of Disease: endothelial dysfunction in insulin resistance and diabetes[J]. Nat Clin Pract Endocrinol Metab,2007,3(1):46-56.

❾Mohamed F,Monge J.C,Gordib A,et al. Lack of role for nitric oxide (NO) in the selective destabilization of endothelial NO synthase mRNA by tumor necrosis factor-alpha[J]. Arterioscler Thromb Vasc Biol,1995,15(1):52-57.

adhesion molecule-1，ICAM-1)、E-Selectin 等造成血管内皮功能障碍。另外脂肪组织几乎可释放 RAAS 的所有组分，其中 AngⅡ对 ED 的发生发展可能产生重要影响。AngⅡ可刺激 IRS-1 使其发生磷酸化，这会进一步影响到 PI3k 通路进而影响 NO 生成❶❷。AngⅡ可刺激产生 ROS，而 ROS 会进一步的降低 NO 的活性和合成❸❹。AngⅡ还可直接参与刺激 ET-1 的生成❺。

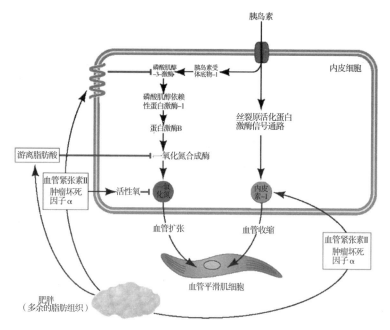

图 8-1　胰岛素通过作用于 PI3K-Akt 途径及 MAPK 通路图示❻

❶Velloso L.A，Folli F，Sun X.J，et al. Cross-talk between the insulin and angiotensin signaling systems[J]. Proc Natl Acad Sci USA，1996，93(22)：12490-12495.

❷Sowers J.R，Epstein M，Frohlich E.D. Diabetes，hypertension，and cardiovascular disease：an update[J]. Hypertension，2001，37(4)：1053-1059.

❸Zhao W，Swanson S.A，Ye J，et al. Reactive oxygen species impair sympathetic vasoregulation in skeletal muscle in angiotensin Ⅱ-dependent hypertension[J]. Hypertension，2006，48(4)：637-643.

❹Fujita T. Spotlight on renin. The renin system，salt-sensitivity and metabolic syndrome[J]. J Renin Angiotensin Aldosterone Syst，2006，7(3)：181-183.

❺Paul M，Poyan M.A，Kreutz R. Physiology of local renin-angiotensin systems[J]. Physiol Rev，2006，86(3)：747-803.

❻Jonk A.M，Houben A.J，de Jongh R.T，et al. Microvascular dysfunction in obesity：a potential mechanism in the pathogenesis of obesity-associated insulin resistance and hypertension[J]. Physiology (Bethesda，Md)，2007，22：252-260.

8.5.4.2 内皮功能的评价方法

目前常用的内皮功能检查方法有以下几种：

(1)内皮细胞计数及形态学检查，该方法由于其特异性不强采用较少。

(2)内皮细胞分泌物或损伤标记物的实验室检测；内皮细胞可产生多种调节因子，如 Svcam-1、vWF、ET-1、E-Selectin、NO 血栓调节蛋白(Thrombomodulin,Tm)等，当 ED 发生时，这些调节因子的释放量将发生改变，测定其水平可间接反映内皮功能。目前研究最多和最有价值的为 vWF，它由内皮细胞合成并储存于内皮细胞内[1]。

(3)血流介导的血管扩张功能(Flow Mediated Dilation,FMD)超声测定；这种方法使用较为普遍，其准确度、特异性均较好，但是其测量范围窄，且对受试者及测试人员熟练程度要求较高，使其测量重复性不够理想。

(4)侵入性检测：该方法为血管内皮功能测试的"金标准"。其测试方法是使用乙酰胆碱注入血管，由于内皮功能正常时乙酰胆碱可通过 NO 途径舒张血管，而当内皮功能受损时则会导致血管收缩，因此通过血管造影可同时检测冠脉管径及流量的变化并以此判断内皮功能。由于该方法使用侵入性手段，且耗费时间及费用较高使其使用范围受到较大限制。

(5)Endo-PAT 诊断。该测试方法由以色列科研人员开发的一种全新内皮功能测试方法，为目前国际较为先进的手段。该方法具有测试耗时短、重复性高、测量费用低等优势，其精准度也较高，受到 Framingham 心脏研究中心等权威机构认可，并获得美国 FDA 认证，但该设备目前国内引进数量相对较少。本研究所采用的方法是内皮细胞分泌物或损伤标记物的实验室检测法，选取 Svcam-1、vWF、ET-1、E-Selectin 为检测指标。其中 vWF、ET-1、NO 三项指标在评价内皮功能中较为常用，vWF 是一种内皮细胞特有因子，是血管内皮功能的标志物之一。当血管内皮正常时，血浆中仅含有少量的 vWF；当血管内皮受损时，vWF 即大量释放入血。正常情况下 ET-1、NO 两指标处于动态平衡之中，共同维持血管内皮的收缩和舒张功能，病理状态下 NO 释放减少，ET-1 释放增多，ET-1/NO 比值增大。

ED 与高血压间孰因孰果学术界仍存在较大争议，人们更倾向于认为高血压导致 ED。而肥胖人群这一特殊群体中在未发生肥胖相关高血压前即存在诸

---

[1]何作云，高凌云.血管内皮功能损伤的标志物、检测方法和意义[J].重庆医学，2002 (1)：1-3.

多诱发 ED 的因素,因此在肥胖者中极有可能 ED 发生在高血压之前并可能参与了肥胖相关高血压的发生机制。ED 可显著提高壁腔比值(Wall to lumen ratio,RWL)血管内壁结构及血流动力学发生改变,血流阻力增大进而升高血压。肥胖相关高血压发生之后亦可反向影响并进一步加重 ED。本研究中在有氧运动干预之前肥胖高血压组受试对象 vWF、NO、ET-1/NO 三项指标与血压正常组存在差异性,说明肥胖高血压组内皮损伤程度要高于血压正常组。经 4 周有氧运动干预后两组受试对象的内皮功能均得到较大程度的改善,提示有氧运动减肥对改善肥胖者内皮功能具有积极作用。在类似的研究中也已经证实减轻肥胖程度有利于内皮功能的改善[1][2][3],这与本研究结果是吻合的。ET 含量降低,NO 水平升高,ET/NO 比值下降,表明有氧运动对肥胖青少年的内皮细胞具有保护和改善作用。有氧运动干预后肥胖高血压组 Svcam-1 尽管有所改善,但仍高于血压正常组,这提示尽管肥胖高血压组内皮功能有所改善,但干预后内皮损伤程度仍高于血压正常组。

8.5.4.3 有氧运动对内皮功能的影响

有研究显示有氧运动对病理和非病理状态下的内皮损伤均有改善效果。与普通人相比长期进行专业训练的运动员内皮依赖性舒张功能较强,这很好地说明了运动能够改善并提高内皮功能,值得关注的是经过有氧运动干预后健康受试者的内皮功能也有所改善。Maeda 等[4]的研究发现对 8 名受试者进行 8 周的有氧自行车运动干预,每周 3～4 次,每次持续 1 小时。经 8 周干预后发现受试对象的 NO 水平显著增加,ET-1 水平显著降低,并且在停止干预后第 4 周仍然维持这一情况,直到干预后 8 周才恢复到基线水平。有研究显示有氧运动在代谢综合征病人身上同样能够发挥改善血管内皮功能的作用,例如有氧运动辅

---

[1] Hamdy O,Ledbury S,Mullooly C,et al. Lifestyle modification improves endothelial function in obese subjects with the insulin resistance syndrome[J]. Diabetes Care,2003,26(7):2119-2125.

[2] Sciacqua A,Candigliota M,Ceravolo R,et al. Weight loss in combination with physical activity improves endothelial dysfunction in human obesity[J]. Diabetes Care,2003,26(6):1673-1678.

[3] Brook R.D. Obesity,weight loss,and vascular function[J]. Endocrine,2006,29(1):21-25.

[4] Maeda S,Miyauchi T,Kakiyama T,et al. Effects of exercise training of 8 weeks and detraining on plasma levels of endothelium-derived factors,endothelin-1 and nitric oxide,in healthy young humans[J]. Life Sci,2001,69(9):1005-1016.

以力量训练可以明显增加二型糖尿病患者前臂血流量。冠心病患者进行有氧功率自行车练习后可明显改善包括冠状动脉在内的血管内皮依赖性舒张功能。关于局部运动能否改善血管内皮功能全身性的效应仍存有争议。有人观察了自行车有氧运动之后上下肢血流介导的血管扩张功能的改善情况,发现血流介导的血管扩张在下肢动脉中明显改善,但是对上肢的改善却不明显,这说明运动改善内皮功能具有局部效应,当然这也有可能与运动的强度和运动持续时间不同而导致的影响不同。有研究观察了不同运动强度对血流介导的血管扩张的影响,在 25% VO2max,50% VO2max,75% VO2max 三个强度中 50% VO2max 对于改善血流介导的血管扩张功能效果最佳。目前关于有氧运动改善内皮功能的确切机制尚不完全清楚,可能与有氧运动对 PI3K-Akt 及 MAPK 两条代谢通路产生影响有关,另外有氧运动还可能对内皮细胞的分泌功能产生影响。

8.6 结论

(1)中重度肥胖青少年伴有 RAAS 升高现象,肥胖高血压青少年循环血液 RAAS 组分表达高于血压正常肥胖青少年,4 周有氧运动可以明显改善 RAAS 升高现象。

(2)中重度肥胖青少年伴有脂肪因子和炎症因子分泌紊乱,具体表现为 Visfatin、LEP、RETN 表达升高,ADPN 表达降低,炎症因子表达升高机体处于低度炎症状态。高血压肥胖青少年瘦素抵抗及炎症状态较血压正常的肥胖青少年严重。4 周有氧运动可明显改善脂肪因子分泌紊乱及低度炎症状态。

(3)LEP、RETN、TNF-α、hs-CRP 与血压存在密切关联。

(4)脂肪因子和炎症因子与 RAAS 存在密切关联,二者可能互为影响相互作用。

(5)肥胖高血压青少年内皮功能紊乱程度要高于血压正常的肥胖青少年;有氧运动可明显改善肥胖青少年内皮功能。

(该文出自上海体育学院博士毕业论文,作者:刘敏)

第9章 青少年运动减肥典型案例

案例一：

减肥前 减肥后

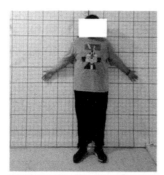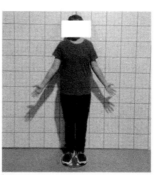

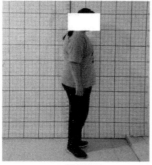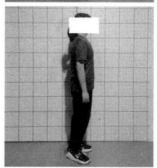

性别	年龄(y)	身高(m)	减肥前体重(kg)	减肥后体重(kg)	开始BMI	结束BMI	减重公斤数(kg)	减重百分比(%)
女	13	1.64	109.60	65.90	40.75	24.50	43.70	39.87

阶段	空腹血糖（mmol/L）	尿酸（μmol/L）	甘油三酯（mmol/L）	总胆固醇（mmol/L）	高密度脂蛋白（mmol/L）	低密度脂蛋白（mmol/L）	空腹胰岛素（uIU/mLl）	肝脏B超
减肥前	5.65	595	0.8	5.23	0.92	2.76	288.7	重度脂肪肝
减肥后	4.16	286	1	4.79	1.55	2.92	85.11	轻度脂肪肝

案例二：

减肥前 减肥后

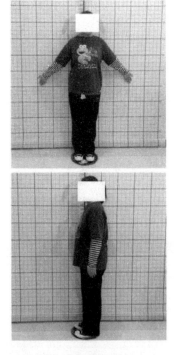

性别	年龄（y）	身高（m）	减肥前体重（kg）	减肥后体重（kg）	开始BMI	结束BMI	减重公斤数（kg）	减重百分比（%）
女	13	1.68	126.50	83.70	44.82	29.66	42.80	33.83

阶段	空腹血糖（mmol/L）	尿酸（μmol/L）	甘油三酯（mmol/L）	总胆固醇（mmol/L）	高密度脂蛋白（mmol/L）	低密度脂蛋白（mmol/L）	空腹胰岛素（uIU/mLl）	肝脏B超
减肥前	5.01	624	1.24	3.92	0.95	2.63	243.6	—
减肥后	4.59	490	0.67	3.9	1.05	2.42	42.1	—

案例三：

减肥前

减肥后

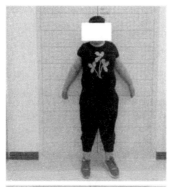
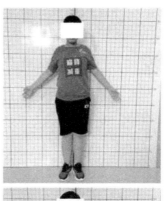
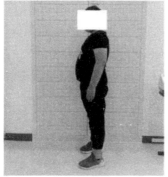
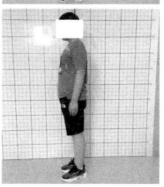

性别	年龄（y）	身高（m）	减肥前体重（kg）	减肥后体重（kg）	开始BMI	结束BMI	减重公斤数（kg）	减重百分比（%）
男	13	1.74	108.10	78.50	35.83	26.02	29.60	27.38

阶段	空腹血糖(mmol/L)	尿酸(μmol/L)	甘油三酯(mmol/L)	总胆固醇(mmol/L)	高密度脂蛋白(mmol/L)	低密度脂蛋白(mmol/L)	空腹胰岛素(uIU/mLl)	肝脏B超
减肥前	4.43	737	1.15	3.4	0.99	2.21	65.7	脂肪肝
减肥后	4.18	636	1.27	3.27	1.08	1.88	105.7	脂肪肝

案例四：

减肥前   减肥后

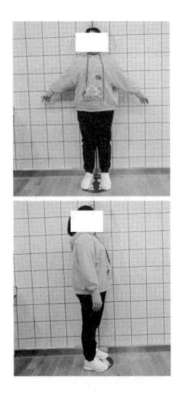 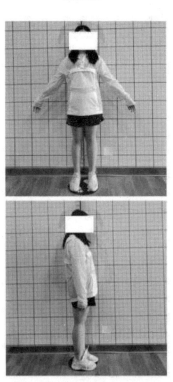

性别	年龄(y)	身高(m)	减肥前体重(kg)	减肥后体重(kg)	开始BMI	结束BMI	减重公斤数(kg)	减重百分比(%)
女	13	1.63	95.60	67.60	35.98	25.44	28.00	29.29

阶段	空腹血糖（mmol/L）	尿酸（μmol/L）	甘油三酯（mmol/L）	总胆固醇（mmol/L）	高密度脂蛋白（mmol/L）	低密度脂蛋白（mmol/L）	空腹胰岛素（uIU/mLl）	肝脏B超
减肥前	4.67	476	1.26	2.64	0.9	1.42	101.7	脂肪肝
减肥后	5.18	404	0.99	2.55	0.86	1.5	55.8	未见明显异常

案例五：

减肥前 减肥后

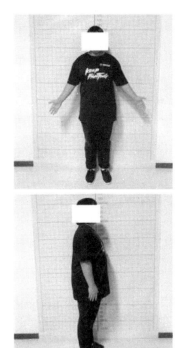 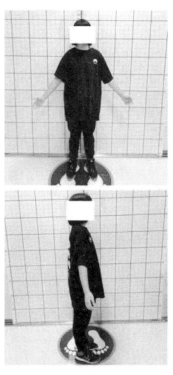

性别	年龄（y）	身高（m）	减肥前体重（kg）	减肥后体重（kg）	开始BMI	结束BMI	减重公斤数（kg）	减重百分比（%）
女	14	1.56	90.30	59.32	37.11	24.38	30.98	34.31

阶段	空腹血糖（mmol/L）	尿酸（μmol/L）	甘油三酯（mmol/L）	总胆固醇（mmol/L）	高密度脂蛋白（mmol/L）	低密度脂蛋白（mmol/L）	空腹胰岛素（uIU/mLl）	肝脏B超
减肥前	5.22	597	1.83	6.48	1.91	4.25	117.2	中度脂肪肝
减肥后	4.77	410	0.94	5.78	1.08	4.45	52.9	未见明显异常

案例六：

减肥前   减肥后

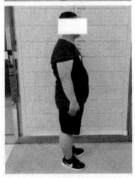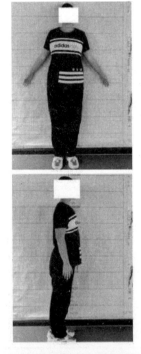

性别	年龄（y）	身高（m）	减肥前体重（kg）	减肥后体重（kg）	开始BMI	结束BMI	减重公斤数（kg）	减重百分比（%）
男	14	1.73	124.70	78.30	41.67	26.16	46.40	37.21

阶段	空腹血糖（mmol/L）	尿酸（μmol/L）	甘油三酯（mmol/L）	总胆固醇（mmol/L）	高密度脂蛋白（mmol/L）	低密度脂蛋白（mmol/L）	空腹胰岛素（uIU/mLl）	肝脏B超
减肥前	5.7	492.6	0.99	3.16	1.49	3	—	轻度脂肪肝
减肥后	4.48	468	0.6	3.6	1.18	1.83	12.37	—

案例七：

减肥前　　　　　　　　　　　　减肥后

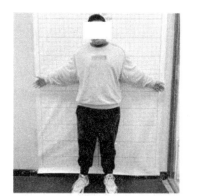
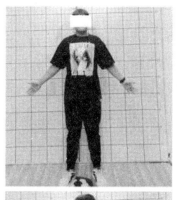
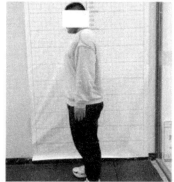
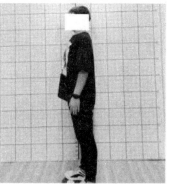

性别	年龄（y）	身高（m）	减肥前体重（kg）	减肥后体重（kg）	开始BMI	结束BMI	减重公斤数（kg）	减重百分比（%）
男	14	1.80	123.20	89.10	38.02	27.50	34.10	27.68

阶段	空腹血糖（mmol/L）	尿酸（μmol/L）	甘油三酯（mmol/L）	总胆固醇（mmol/L）	高密度脂蛋白（mmol/L）	低密度脂蛋白（mmol/L）	空腹胰岛素（uIU/mLl）	肝脏B超
减肥前	5.18	463	1.29	3.64	0.82	2.71	46.6	—
减肥后	4.13	469	0.51	2.54	0.73	1.58	38.3	—

案例八：

减肥前   减肥后

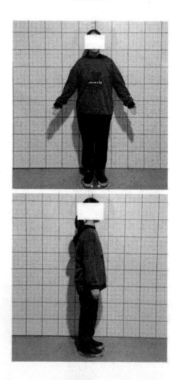

性别	年龄（y）	身高（m）	减肥前体重（kg）	减肥后体重（kg）	开始BMI	结束BMI	减重公斤数（kg）	减重百分比（%）
女	14	1.59	90.40	63.90	35.76	25.28	26.50	29.31

阶段	空腹血糖 (mmol/L)	尿酸 (μmol/L)	甘油三酯 (mmol/L)	总胆固醇 (mmol/L)	高密度脂蛋白 (mmol/L)	低密度脂蛋白 (mmol/L)	空腹胰岛素 (uIU/mLl)	肝脏B超
减肥前	4.14	365	1.1	4.22	1.22	2.64	102.6	轻度脂肪肝
减肥后	4.41	302	0.9	4.94	1.75	3.06	74.85	未见明显异常

案例九：

减肥前

减肥后

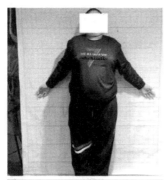
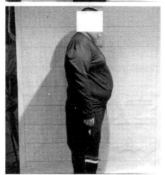
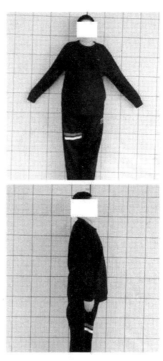

性别	年龄 (y)	身高 (m)	减肥前体重 (kg)	减肥后体重 (kg)	开始 BMI	结束 BMI	减重公斤数 (kg)	减重百分比(%)
男	14	1.76	121.30	89.00	39.16	28.73	32.30	26.63

阶段	空腹血糖（mmol/L）	尿酸（μmol/L）	甘油三酯（mmol/L）	总胆固醇（mmol/L）	高密度脂蛋白（mmol/L）	低密度脂蛋白（mmol/L）	空腹胰岛素（uIU/mLl）	肝脏B超
减肥前	3.64	629	1.09	4.36	1.04	2.63	24.75	
减肥后	4.9	329	0.87	4.09	1.12	2.24	21.07	

案例十：

减肥前　　　　　　　　　　　减肥后

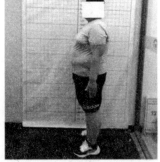
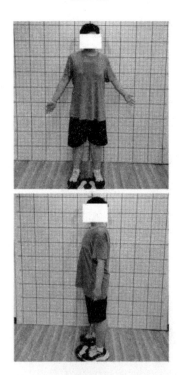

性别	年龄（y）	身高（m）	减肥前体重（kg）	减肥后体重（kg）	开始BMI	结束BMI	减重公斤数（kg）	减重百分比（%）
男	15	1.76	153.70	92.00	49.62	29.70	61.70	40.14

阶段	空腹血糖（mmol/L）	尿酸（μmol/L）	甘油三酯（mmol/L）	总胆固醇（mmol/L）	高密度脂蛋白（mmol/L）	低密度脂蛋白（mmol/L）	空腹胰岛素（uIU/mLl）	肝脏B超
减肥前	4.33	672	0.75	4.36	0.97	3.35	43.13	
减肥后	4.45	633	0.77	3.87	1.18	2.34	83.2	

案例十一：

减肥前　　　　　　　　　　　　减肥后

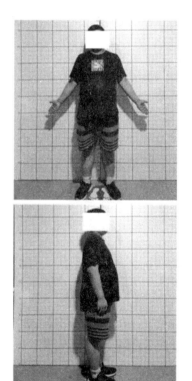 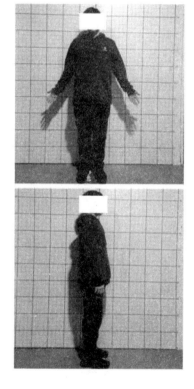

性别	年龄（y）	身高（m）	减肥前体重（kg）	减肥后体重（kg）	开始BMI	结束BMI	减重公斤数（kg）	减重百分比（%）
男	16	1.80	129.60	86.80	40.00	26.79	42.80	33.02

阶段	空腹血糖（mmol/L）	尿酸（μmol/L）	甘油三酯（mmol/L）	总胆固醇（mmol/L）	高密度脂蛋白（mmol/L）	低密度脂蛋白（mmol/L）	空腹胰岛素（uIU/mLl）	肝脏B超
减肥前	5.17	633	0.89	4.22	0.91	3.1	111.5	轻中度脂肪肝
减肥后	4.63	460	0.7	4.42	1.28	3	95.51	轻中度脂肪肝

案例十二：

减肥前　　　　　　　　　　　减肥后

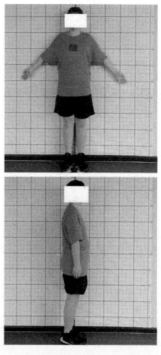

性别	年龄（y）	身高（m）	减肥前体重（kg）	减肥后体重（kg）	开始BMI	结束BMI	减重公斤数（kg）	减重百分比（%）
男	16	1.90	124.00	89.50	34.35	24.79	34.50	27.82

阶段	空腹血糖 (mmol/L)	尿酸 (μmol/L)	甘油三酯 (mmol/L)	总胆固醇 (mmol/L)	高密度脂蛋白 (mmol/L)	低密度脂蛋白 (mmol/L)	空腹胰岛素 (uIU/mLl)	肝脏B超
减肥前	4.03	456	1.05	2.96	0.91	1.45	12.67	—
减肥后	4.18	393	1.06	3.05	0.88	1.54	14.72	—

案例十三:

减肥前 减肥后

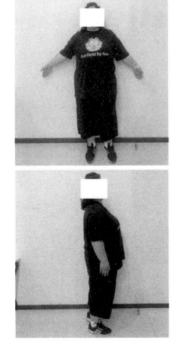
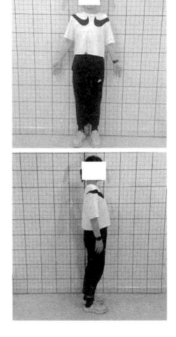

性别	年龄 (y)	身高 (m)	减肥前体重 (kg)	减肥后体重 (kg)	开始 BMI	结束 BMI	减重公斤数 (kg)	减重百分比(%)
女	16	1.72	137.90	68.90	46.61	23.29	69.00	50.04

阶段	空腹血糖（mmol/L）	尿酸（μmol/L）	甘油三酯（mmol/L）	总胆固醇（mmol/L）	高密度脂蛋白（mmol/L）	低密度脂蛋白（mmol/L）	空腹胰岛素（uIU/mLl）	肝脏B超
减肥前	5.23	736	0.64	3.76	1.38	2.19	81.3	中重度脂肪肝
减肥后	4.08	400	0.57	4.18	1.19	2.57	30.2	脂肪肝倾向

（该章节数据、图片全部来自巅峰减重，由余安奇汇总整理）